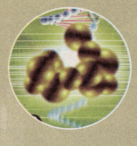

妙手回春的医学

于川 编著

中国出版集团

现代出版社

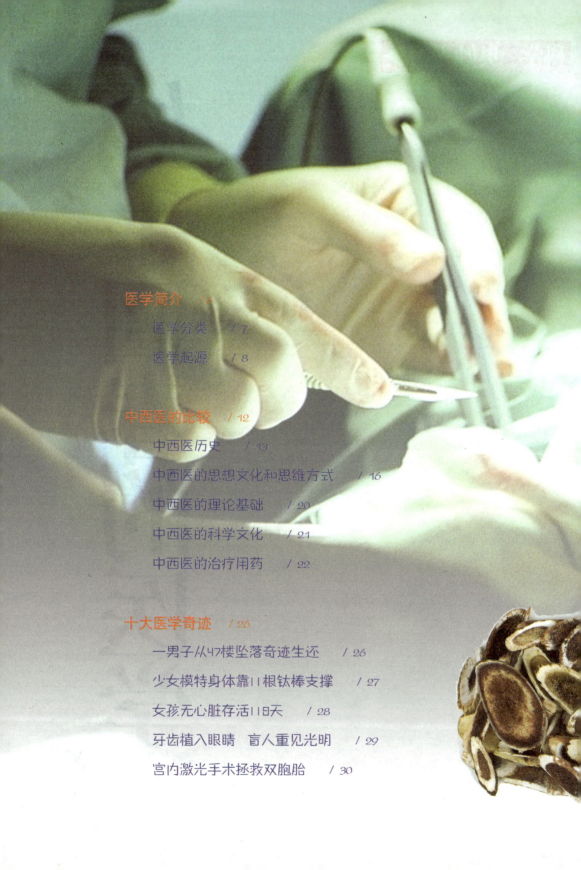

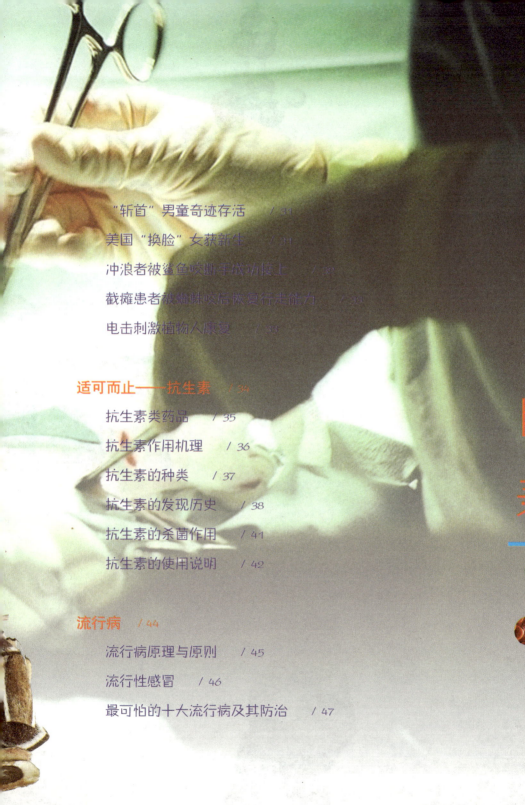

目录

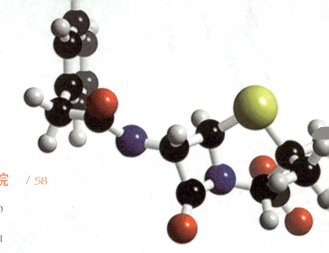

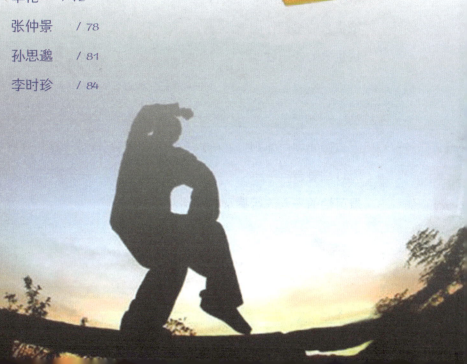

目 录

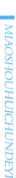

● 医学简介

每个人生活在这个世界上，都会不可避免的生病。随着时代的发展，威胁人类身体健康的病毒越来越多。令人欣慰的是，随着科技的不断发展，医学界创造的奇迹也越来越多，让我们始终生活在一个平稳的时代。现在让我们一起走进医学的世界，学习正确的医疗保健方法，保护自己。

医学（medicine），是处理人健康定义中人的生理处于良好状态相关问题的一种科学，以治疗预防生理疾病和提高人体生理机体健康为目的。狭义的医学只是疾病的治疗和机体有效功能的极限恢复，广义的医学还包括中国养生学和由此衍生的西方营养学。现在世界上医学主要有西方微观西医学和东方宏观中医学两大系统体系。医学的科学性在于应用基础医学的理论不断完善和实践的验证，例如生化、生理、微生物学、解剖、病理学、药理学、统计学、流行病学、中医学及中医技能等，来治疗疾病与促进健康。虽然东西方由于思维方式的不同导致研究人体健康与外界联系及病理机制的宏观微观顺序不同，但在不远的将来中西医实践的丰富经验的积累和理论的形成必将诞生新的医学——人类医学。

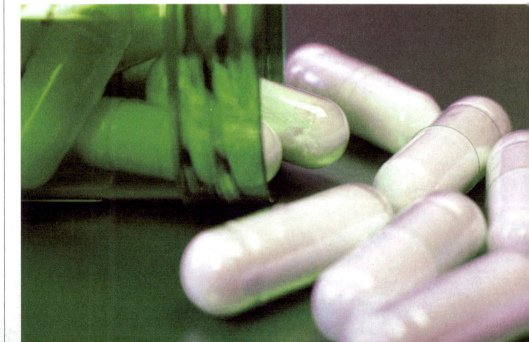

医学分类 ＞

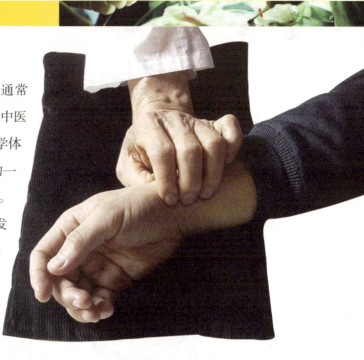

医学可分为现代医学（即通常说的西医学）和传统医学（包括中医学、藏医学、蒙医学等）多种医学体系。不同地区和民族都有相应的一些医学体系，宗旨和目的不相同。印度传统医学系统被认为也很发达。研究领域大方向包括基础医学、临床医学、检验医学、预防医学、保健医学、康复医学等。基础医学包括：医学生物数学、医学生物化学、医学生物物理学、人体解剖学、医学细胞生物学、人体生理学、人体组织学、人体胚胎学、医学遗传学、人体免疫学、医学寄生虫学、医学微生物学、医学病毒学、人体病理学、病理生理学、药理学、医学实验动物学、医学心理学、生物医学工程学、医学信息学、急救学、护病学、新中心法则。临床医学包括：临床诊断学、实验诊断学、影像诊断学、放射诊断学、超声诊断学、核医诊断学、临床治疗学等。

7

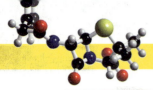

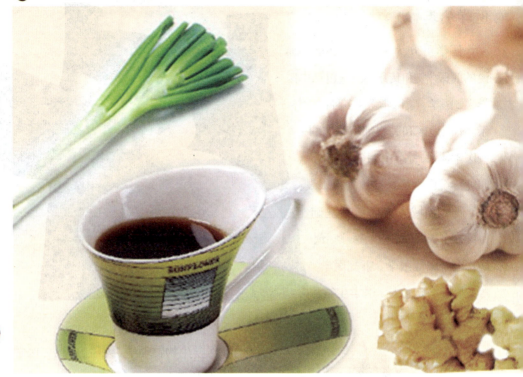

医学起源 >

中、西医学的起源大致相同。主要包括：①救护、求食的本能行为。如动物受伤会舐其伤口、遇热会避入水中，人与动物一样有着本能救护。人类的求食本能在寻找食物时，逐渐发现了葱、姜、蒜、粳米、薏米等虽为食物或调味品，却具有治病作用。②生活经验创造了医学。先古人类通过劳动制造出利器，从而产生了砭石、骨针等医疗器具，逐渐掌握了运用工具治疗疾病的经验。与此同时，人们发现活动肢体可以舒筋活络，强身健体，"导引术"、"五禽戏"的形成，也是古代人们积累生活经验后产生的保健养生观。③医、巫的合与分。由于原始人受制于智力尚未开化，对自然界的变化以及宇宙间的一切反常现象，心存恐惧，难以做科学、合理的解释，因而误以为有超自然的力量主宰其中。故巫、医合流曾是中、西医学共有的一段历史。在中医学的历史进程中，"祝由"术沿袭数千年，属于元明临床"十三"科之一，但以医学为目的的解剖可追溯到公元11年（西汉王莽新朝三年），是中国古老的实证医学萌芽。由于儒、释、道三教合流所形成的中国文化格局，"重道轻器"衍生出的务虚倾向，重体悟而疏实证，必然缺少逻辑推理，致使中国的实证医学成就在日后难以与西方医学同日而语。古埃及医师运用念咒、画符和草药治病，前二者就是巫医。西医在古希腊时期就开始医巫分家，亚里士多德曾详细描述了动物的内脏和器官，古希腊医学最高成就的代表人物希波克拉底将唯物主义哲学运用于医学之中，在《论圣病》中说："被人们称为'神圣的'疾病（指癫痫和一些精神患者），在我看来一点也不比其他病症更神、更

圣，与其他任何疾病一样起源于自然的原因。只因这些病症状奇异，而人们对它们又一无所知，充满疑惑，故而将其原因和性质归之于神灵。"亚里士多德所创立的唯物主义医学体系，加快了医学科学化的进程。④轴心时代中、西医学的峰巅之作。德国存在主义哲学家、精神病学家雅斯贝尔斯曾说："如果历史有一个轴心，那么我们就必须将这轴心作为一系列对全部人类都有意义的事件，……发生于公元前800至200年间的这种精神历程似乎构成了这样一个轴心。……非凡的事件都集中发生在这个时期。……并且是独立地发生在中国、印度和西方。"这一阶段，是东、西方哲学、科学、文化发展的重要时期。此时诸子涌现，儒家、墨家、道家、法家学派林立，形成了空前绝后的学术繁荣局面，对中华文化的发展起了奠基作用；处在古典希腊文明的开创时期，出现了德谟克利特、费底亚斯、阿基米德、苏格拉底等哲人和智者。在东、西方科学和文化昌明的大背景下，《黄帝内经》和《希波克拉底

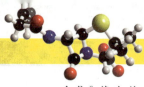

全集》代表着中西两座医学的峰巅之作便自然而然地诞生了。《黄帝内经》的问世，标志着中医学已从简单的临床经验积累，升华到系统的理论总结。关于《希波克拉底全集》，意大利著名医史学家卡斯蒂格略尼认为："它是自然科学几乎没有萌芽的时代，在医术上具有先进性的最宝贵的代表文献。希波克拉底学派的医学虽然在解剖学、生理学、病理学的知识上有缺陷，虽然只是很少而粗略地研究过动物，但是它主要是建立在临床实验和哲学推理的基础上，终能使医学提高到难以超过的高度。这是历史上最有意义的现象之一，并可能是最重要的，因为它说明通过经验、实际观察和正确的推理，可以得到极有价值的宝贵材料，……它的确解决了医学历史上具有决定性倾向的开端。"比较《黄帝内经》和《希波克拉底全集》，二者的理论建构有诸多相似之处：废巫存医、整体观念、调节平衡、哲学思辨、临床实践。其中《黄帝内经》强调以五脏为中心的整体观，从外测内，可以不依赖解剖形态学而照样诊治疾病。其理论体系是自洽的，难以突破；《希波克拉底全集》虽然没有系统的解剖学和生理学等基础知识，但却强调具体的解剖结构，为医学的实证开了先河。这些差异为中、西医学的日后分向而行埋下了伏笔。

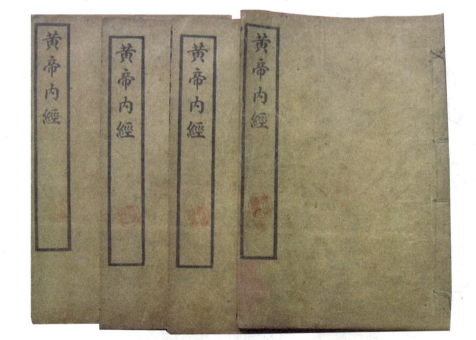

人们称颂医术高明的医生，经常用"杏林春满"或"誉满杏林"，这是一个与汉末三国闽籍道医董奉有关的典故。董奉，字君异，福建侯官（今福州）人，有很高的道术和医技，与当时的华佗、张仲景齐名，号称"建安三神医"。董奉虽然医术高明，但是给人治病从不收钱，只是要求被治愈的病人在他的宅旁种植杏树。患重病而被治好的人每人植杏树五株，轻病患者每人植杏树一株，几年后，董奉治愈患者成千上万，植下的杏树就有十几万株，郁然成林。董奉在此修身养性，这片杏林便被称为"董林杏林"。每逢

杏熟时节，董奉张榜公告，凡是到此买杏者，不收银钱，而是用稻谷换取，一斗稻谷换一斗杏。董奉又将用杏换来的稻谷全部用来救济贫民百姓。董奉行医济世的高尚品德，赢得了百姓的普遍敬仰，董奉更是闻名遐迩，颂声载道。庐山一带的百姓在董奉羽化后，便在杏林中设坛祭祀这位仁慈的道医。后来人们又在董奉隐居处修建了杏坛、真人坛、报仙坛，以纪念董奉。如此一来，"杏林"一词便渐渐成为医家的专用名词，人们喜用"杏林春满"、"誉满杏林"、"妙手回春"这类的话语来赞美像董奉一样具有高尚医风的苍生大医。也常用这类话语称颂医生医术的高明和高尚的医德。

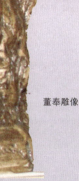

董奉雕像

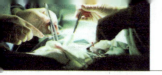

● 中西医的比较

电视上有一个广告，相信大家都不陌生。家里有人感冒了，婆媳两人在争论是用西医还是中西，婆婆说：中医好，中医治本；媳妇说：西医好，西医见效快。究竟是中医好还是西医好，中西医到底能不能结合呢？请仔细阅读下面的章节。

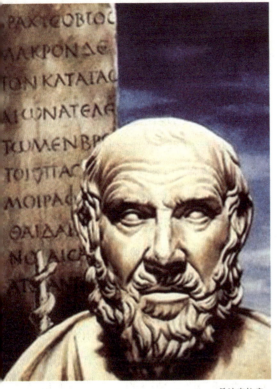

希波克拉底

中西医历史 〉

中医和西医分别诞生于几千年前的古中国和古希腊。此处西医并非指西方传统医学,西方传统医学与中医相差太远,毫无可比性,西医是指由西方开创的现代医学。

西医起源于西欧。公元前希腊爱琴海地区,航海条件优越,与古埃及、巴比伦等文明之邦交流广泛,沟通频繁,且其战争连连,民族大批迁徙、混居,促使各民族间文化处于经常性交汇、融合并

代替之中。作为西方医学的重要奠基人之一,希波克拉底不仅提出了影响深远的医师职业宣言,同时在这一实证思想的基础上,对疾病类型和疾病症状进行了初步描述。随着中世纪枷锁的逐渐打破,对人体这一生命体系进行深入探索主导了西方医学的发展历程,也揭开了近现代西方医学的序幕,正如蒸汽机的发明和纺织技术进步领导了第一次工业革命一样,人体解剖学和病原微生物学等分支学科的进步使得现代西方医学自18世纪末开始得到了迅速发展;而两次世界大战所带来的生命灾难使得西方医学在这一时期对进步的客观需求急剧增加;1953年DNA双螺旋结构的发现意味着西方医学进入了分子生物学时代。与中医、印度医学和阿拉伯医学等传统医学相比,强于逻辑思维之西医学注重追求

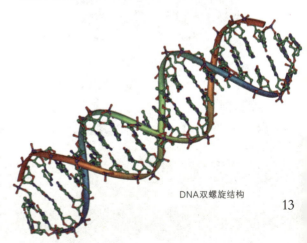

DNA双螺旋结构

13

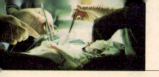
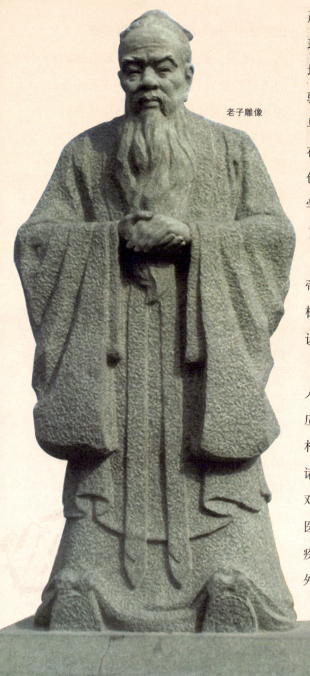

老子雕像

老子
(约公元前571年-公元前471年)

严密公理化系统,试图运用形式逻辑推理方法来认识自然。自13世纪的罗杰儿、培根确立了实验精神和基本程序后,实验方法被广泛采用,西方医学经历了从早期古代医学向现代医学的转变。于是在客观上导致了西方医学之开放性特征,创新意识特强,更容易接受并吸收不同学科的先进性、新颖性成就,是促进西方医学近百年来迅猛发展之重要原因。

中医根源于春秋战国时期,以《黄帝内经》、《黄帝外经》等著述为形成标志,其主要思想源于老子之"道生学说"、孔子之"中庸"思想并阴阳学家之"阴阳五行学说",渐渐形成了"天即人"、"人即天"、"天人合一"、"天人相应"哲学,中庸平衡之"和谐"哲学,以及相生相克动态之"阴阳五行八卦"哲学等诸多论述。中医理论早期也充分体现了对简单自然药物的探寻和实验,与西方医学相同的是,早期医学缺乏对生命和疾病本质进行深入了解的能力,于是从外部对疾病个体的干预措施和结果进行整体推演也成为一条可能的途径,这也即是早期中医学具备的两个特点:整体医学和包含了经验在内的现象唯物主义。在几千年的发

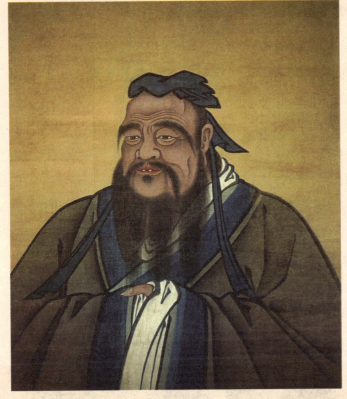

孔子画像

展过程中,中医学似乎一直在有条不紊地丰富和沉淀。从中国医史古籍资料分析的结果来看,中医学的丰富和发展主要来自于3个方面:中医基础理论的丰富和进步;临床经验的总结和提高;中医本草和方剂研究的不断进步。这些发展推动了中医医学本身向更高的理论和实践层次发展:整体医学概念进行外延的结果是外部辩证唯物主义的进一步深化,以"五脏六腑"和"经脉网络"为代表等经典理论,对于从宏观角度考虑生命个体疾病

状态的中国传统医学而言,或许是整体层面上理解疾病内涵的一种下限,但同时也是更宝贵的进步,中医学不仅仅将疾病个体作为整体进行外部推演,更将对生命和疾病本质的认识上升到复杂系统这一理论高度。

由于中西医历史以及所处环境的巨大差别,中西医经过数千年的发展其差异之大融和统一之难成为人类文化和科学发展史上的一大奇观。以下从具体方面来分析中西医的差别。

15

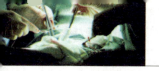

中西医的思想文化和思维方式 ＞

西医的思维方式，基本上属于直观的、线性的思维方式。中医的思维方式，基本上属于抽象的、综合的思维方式。西医强调能够观察（如解剖学的肉眼观察和细胞学、细菌学的仪器观察）、能够化验（要求拿出化学成分、化学分子式，让数据说话）、能够反复实验（通常是在割裂其他因素的条件下就某一种因素的反应进行实验），并且在临床中往往是针对疾病的直接原因采取对抗性措施（特别注重消毒、灭菌、杀死癌细胞、切除癌变部位）。这些都是西医直观与线性思维方式的具体表现。

中医自然也需要解剖学知识，但除此之外便没有西医那些东西了。中医的"阴阳"、"五行"、"经络"、"气相"、"血相"都是抽象的，需要靠灵性去领悟，需要靠想象去意会，需要靠感觉（即望、闻、问、切）去判断，既拿不出什么数据，更拿不出化学分子式。中医尽管将人体的五脏六腑分别纳入"五行"之中，但绝不将它们割裂开来，而恰恰是将它们作为一个相互制衡的有机系统，完整地统一看待。中医尽管将人体的前后、表

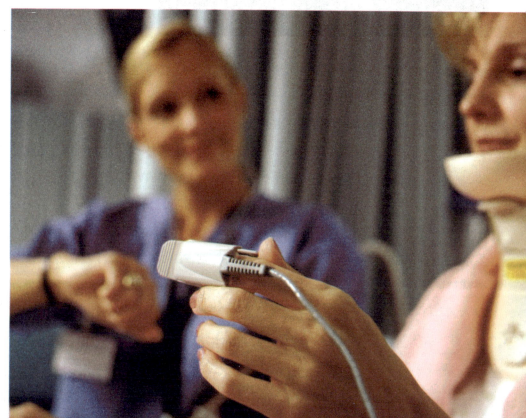

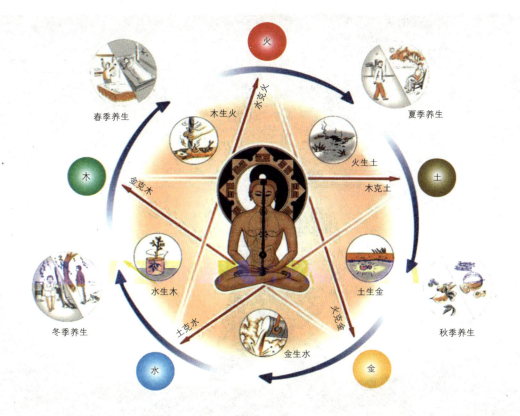

里、虚实、寒燥等分别划归"阴"、"阳"两大范畴，但不仅不将其割裂，反而特别强调"阴阳调和"。中医不是针对疾病的直接原因采取对抗性措施，而是强调"扶正祛邪"，即扶持和维护人体自身所具有的正常功能以排除各种不正常的干扰。还有，古代中医并不分科，往往是由一名医师诊断所有的疾病。这些都是中医抽象与综合思维方式的具体表现。

由于思维方式迥然不同，对于维护人体健康，西医是将治疗放在第一、预防放在第二、养生放在第三的；而中医恰恰相反，养生第一，预防第二，治疗第三。这就是人们所说的"西医治'已病'，中医治'未病'"。

中医认为，一切病症都是由于人体不够协调、失去平衡而引起的；一旦恢复协调平衡的正常状态，病症就自行消失了。这就是说，健康的关键，主要不在于外部环境的好坏，而在于自身肌体的强健，正所谓"邪不干正"。接触相同的环境，甚至同样接触细菌和病毒，有的人患病而

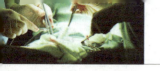

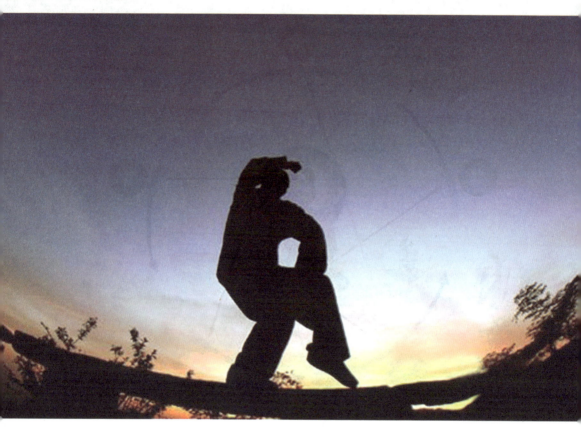

有的人不患病，不就因为各自肌体存在强弱的差异吗？人体的血、脉、气、神经各大系统，犹如密布全身的管道网络，必须时刻保持畅通无阻；一旦发生阻塞，就会出现相应的疾病，故中医的医理强调"百病在瘀，治病在通"。对于这种协调平衡的正常状态，中医称为"和"（通达和畅之意）；而对于患病，中医则称为"违和"，故有"一脉不和，周身不遂"的说法。正是因为中医强调五行协调、阴阳平衡、自体和畅，所以总是把养生之道放在最重要的地位。中医之"养生"，内容非常丰富，包括"调养"（调节各种功能）、"食养"（优化饮食结构）、"境养"（改善生活环境）、"情养"（改善情绪）、"息养"（静坐调息）和"心养"（领悟人生、遇事达观、平稳心态）。这里只对其中的"心养"作一个简略的介绍。"心养"实际上已经上升到哲学的高度了。因为，当一个人领悟了人生之真谛，没有怨悔，没有贪求，没有忧虑，整个人体自然而然就达到十分和谐的状态，各种机能自然而然就协调一致地发挥作用，因而也就自然而然地远离疾病、延年益寿了。《黄帝内经·素问·上古天真论》有言："陪淡虚无，真气从之，精神内守，病安从来？"大意是：一个人没有贪心，没有妄念，其精、气、神紧随不舍，内藏不泄，疾病从何而来？这句话又是中医蕴涵哲学意韵的一个明证。事实上，一个人只要心态平和，就能让气血通畅、脏腑平衡；也只有心态平和，才能让气血通畅、脏腑平衡。

十分明显，中医这种"养生第一，预防第二，治疗第三"的思路，是从源头上维护人们健康的正确思路。除了易理、"阴阳"、"五行"，中医还要求懂得道家思想乃至佛家思想。实际上，一位高明的中医师往往具有相当深厚的哲学造诣，甚至本身就是一名够格的哲学家！这是西医界实在难以比肩的。

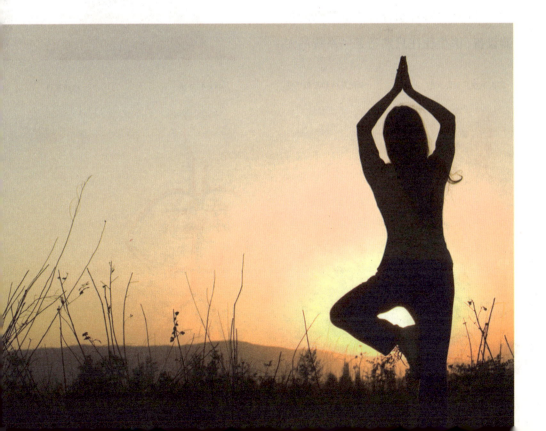

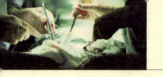

中西医的理论基础 〉

中医与西医，说起来都是医学，其实两者的理论基础是全然不同的。众所周知，西医的理论基础是科学，而且主要是经典科学。中医的理论基础是什么呢？是哲学，而且是中国哲学。西医是建立在解剖学、细胞学、细菌学、无机化学、有机化学等科学基础之上的，基本上属于"机械唯物论"的范畴。西医把人体划分为消化系统、呼吸系统、神经系统、骨骼系统、肌肉系统、泌尿系统、循环系统等若干系统，再分别将各个系统划分为若干器官。这实质上等于把人体看做一台由各种部件、诸多零件组合起来的复杂的机器设备。医生往往只熟悉某一系统的专科，而对其他系统专科往往缺乏了解；在临床上，也往往只注意本专科的病变，而对其他方面的病变不闻不问。至于西药，就基本上属于纯粹的化学范畴了。

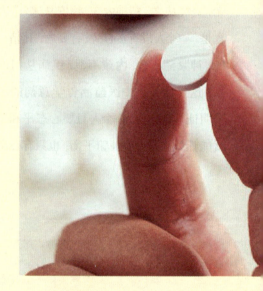

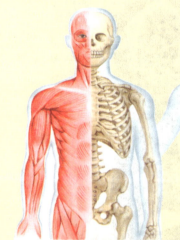

肌肉系统和骨骼系统

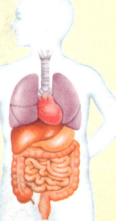

消化系统和呼吸系统

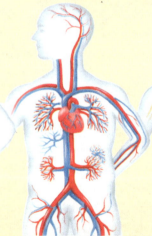

心血管系统

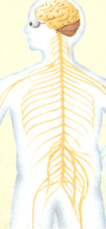

神经系统

中西医的科学文化 〉

人的生理、病理、病因、病机等涉及物理、化学、生物、数学等多学科的具体内容，需要应用相关学科的知识和方法来研究和阐明，移植与应用相关学科的知识和方法是医学研究与发展的杠杆和桥梁。中西医的现有差异在这个方面也深刻地显示出来。在中医发展的历史条件下，所吸收的主要是中国古代的科学文化，包括中国传统的科学思想和数学、天文学、历法学、地学、物理学、化学、动物学、植物学等方面的知识和方法，受其发展水平的限制，不能有效地解答医学的各种具体问题，中医不得不在总结临床经验的基础上，进行必要的哲学思辨，尽管掌握了许多深刻的客观规律，并在临床应用有效，但大都"知其然不知其所以然"。从整体来看，中医学术的科学技术内涵还属于古代科学技术的水平。西医学术的科学技术内涵在16世纪之前不比中医高，但从16世纪开始欧洲发生一系列科学技术革命，西医走上移植和应用近代科学技术革命成果的发展道路，把物理学、化学、生物学的知识直接应用于解答医学问题，把这些学科的分解还原方法、实验方法、定量方法等应用于医学研究，对于生理、病理等能够以实验为依据，定量地做出物理的或化学的或生物学的解释，由此被人们称为医学的科学化和技术化。西医学术的科学内涵的提高主要是近代以来的事情。

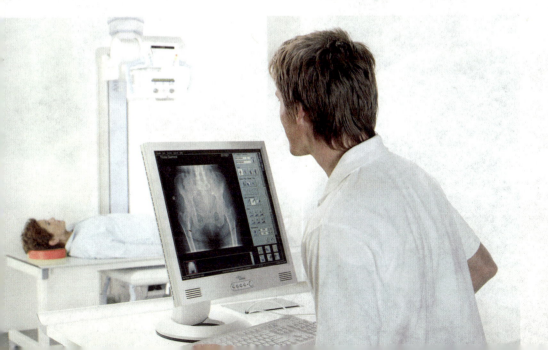

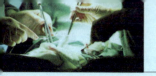

中西医的治疗用药 ＞

在治疗方面,西医的一个特点是"手术万能",就是喜欢动手术。这与西医在外科方面的优势是分不开的。中医也有外科手术,早在东汉末年,被誉为"神医"的华佗不是有"刮骨疗毒"、"开颅洗脑"的本领吗?可惜后来没有发展起来。

实际上,西医划为外科的一些疾病,在中医却是按内科来治疗的。例如胆结石、肾结石,西医的办法往往是开刀把结石取出来而中医的办法往往是通过调理(包括服药)把结石给化掉。

应当如何看待这个问题呢?直观地看,既然胆、肾里面有"石头",当然最好是按西医的办法开刀把"石头"取出来;

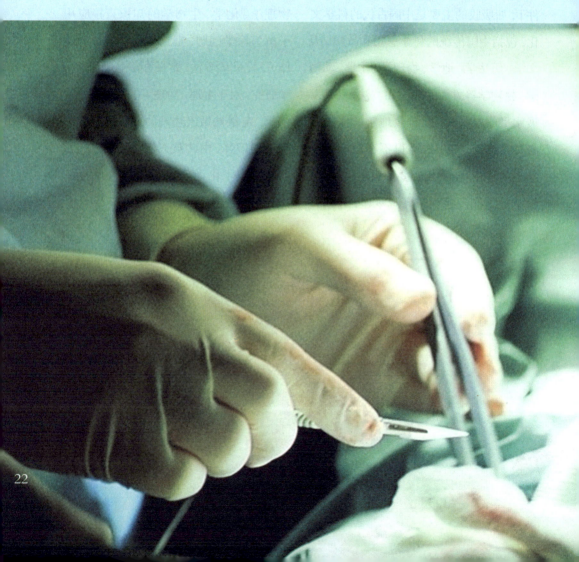

而中医把"石头"给化掉的办法似乎有点"玄"，难以令人相信。可是要知道，这些结石并不是一般的"石头"，也不是谁放进去的，而是因为某种功能缺陷而在体内形成的化合物。按照化学原理，既然可以化合，也就可以分解。那么找出病因，使形成结石的化学过程发生逆转，为什么不能把结石给化掉呢？要说科学，这不正是一种化学还原反应吗？当然，这个过程肯定比较缓慢，不可能像动手术那样快捷。这类西医作为外科而中医作为内科的病例还有不少(如癌症、肿瘤、脑血栓，等等)，就不多谈了。

西医的另一个特点是"同病同方"(即对不同人的相同病症开列相同的处方)，正如俗话所说的"感冒发烧，阿司

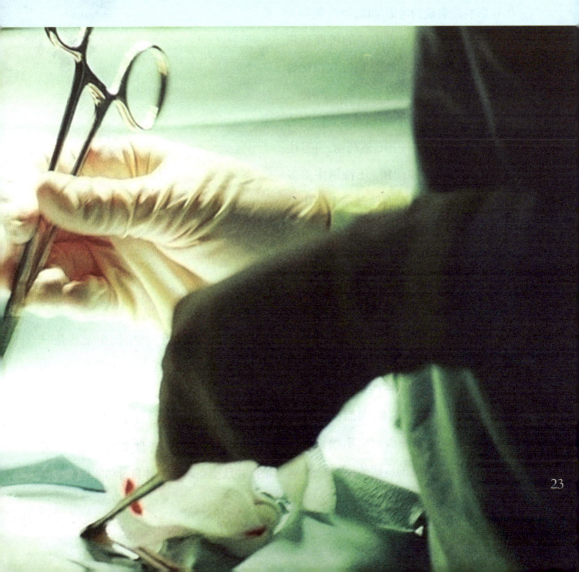

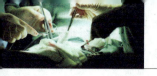
匹林一包"。而中医恰恰相反，是"同病不同方"——同样是感冒发烧，中医要考虑到患者的性别、年龄、胖瘦、机体的强弱、病症的虚实寒热乃至生活的习惯，对不同的人开列不同的处方。

西医还有一个特点是"对症治疗"，即针对症状进行治疗。而中医则讲究"辨症施治"，即对病症的所有相关因素及其相互影响做通盘的考虑加以治疗。须知，症状只是表象，而导致表象的机理是非常复杂的，不理清其中的机理，仅仅针对症状采取措施岂不是过分简单化了吗?

在用药方面，中医与西医有着原则的区别——中医完全使用自然药物，并且往往是不加提纯直接使用，还特别注重多种药材相"配伍"；而西医基本上使用化学药物，即使有少许自然药物，也总是尽量提纯为单一的成分。

由于药理完全不同，因而导致中药与西药的两大差异：其一体现在效果方面；其二体现在价格方面。就效果而言，西药是针对症状的，一般当时的效果都比较明显，但往往存在两大问题：一个是只顾局部而不顾整体，因而往往顾此失彼；另一个是只顾眼前而不顾长远，因而往往导致严重的后遗症(许多"特效

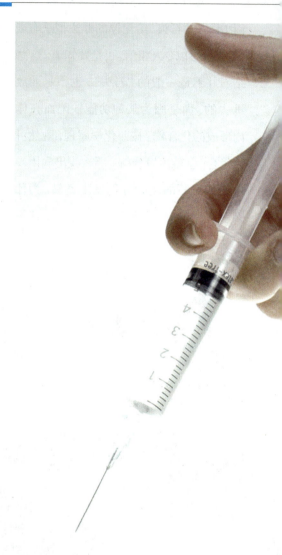

药"都有这个问题，其中抗生素就是一个典型的例子——它们几乎具有药到病除的"神效"，但几年、几十年之后，各种严重弊端便逐渐显现出来)。中药处方是经过对整个人体通盘考虑之后才开列的，并且重在调理人体自身功能以恢复健

康，因而一般当时的效果都不够明显，对有些重病患者往往需要经过几个阶段、按照治疗过程的进展开列几服不同的处方。然而，正因为如此统筹兼顾、标本兼治，一般也就不存在西药的两大问题。

就价格而言，西药的开发时间长，加工设备精，专利费用高，因而所需的费用也较高。中药大多是传统的"验方"，一般不需要开发，加之炮制设备简单，也无所谓专利费用和垄断利润，因而除了某些名贵药材，一般价格都非常便宜。还需要提到的一个问题是，西药不仅昂贵，而且国际市场的准入条件非常苛刻。

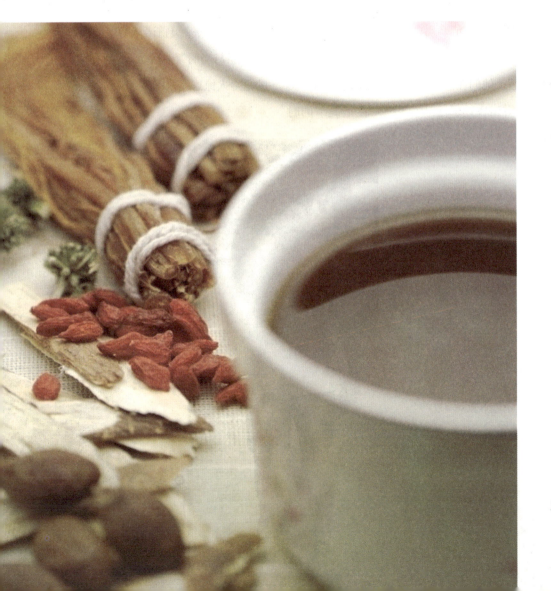

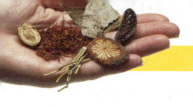

● 十大医学奇迹

一男子从47楼坠落奇迹生还 ＞

　　37岁埃尔柯德斯·莫雷诺和他的兄弟都是窗户清洁工，一次在工作期间由于脚手架倒塌，两人不幸从纽约一家摩天楼坠落。兄弟死亡，而他满身血污，一直昏迷不醒，医生甚至不敢把他送到手术室，他们在急救室对他进行紧急抢救，莫雷诺昏迷了近3周。后来，在圣诞节的时候，他显现知觉，并开始讲话。不到一个月他就出院了，医生预言他不到一年就可再次正常行走。一般来说，从4楼坠落的死亡率为50%，莫雷诺从47层坠落奇迹生还可能与当时某些幸运环境有关，这真的是令人惊讶。

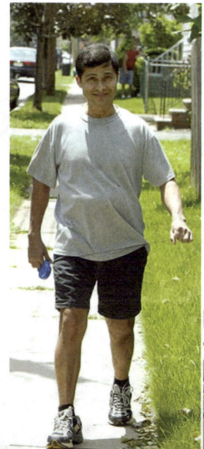

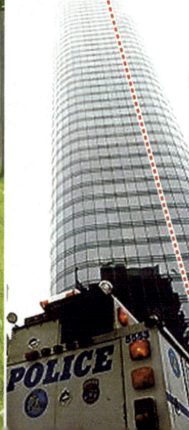

埃尔柯德斯·莫雷诺
和其从47层坠落的大楼

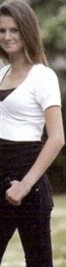

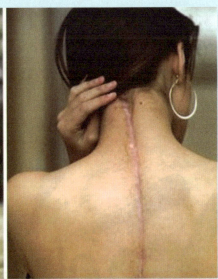

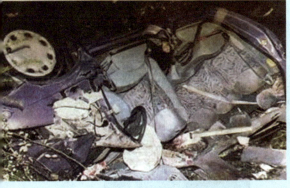

卡特莉娜·伯吉斯术后
疤痕及车祸现场

少女模特身体靠11根钛棒支撑 >

17岁的卡特莉娜·伯吉斯在遭遇车祸后，脖子、背部骨折以及其他多处受伤，在初步检查了她的伤情之后，医生警告她说也许再也无法正常行走。在救治过程中，医生在卡特莉娜的体内总共植入了11根钛棒以及数十根螺钉和别针，

用于固定碎裂的骨头。几个月后，这位"女金刚"奇迹般康复。令人欣慰的是，伦敦顶尖模特经纪公司从网上获悉卡特莉娜车祸后坚强不息、奇迹康复的消息后，主动找上门来与她签约。

卡特莉娜是在多塞特郡韦茅斯市自己的家乡驾车旅行时不幸驶入沟渠，导致后背骨折、双侧肺脏穿孔及盆骨、脖子、左腿和肋骨等多处骨折。萨默赛特区塔顿市姆斯格罗夫公园医院的医生称，如果不通过手术帮助固定她的骨头，她的脊骨损伤可能会继续恶化，甚至危及生命。

在被送到医院的第二天，医生就在她的左腿上从髋部到膝盖插入一根钛棒，钛棒由4个钛金属别针固定。一周后进行最危险的手术。医生切开了卡特莉娜的后背，然后并列插入6根水平方向的钛金属棒，用于支撑她断裂的脊柱。又过了一周，医生在她的脊柱顶端又插入一枚螺钉，用于支撑她因骨折而脆弱不堪的颈部。这次手术后的第二天她就能迈出自己受伤后的第一步。5个月后，卡特莉娜奇迹般康复，甚至不再需要服用止痛片。

27

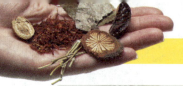

MIAOSHOUHUICHUNDEYIXUE

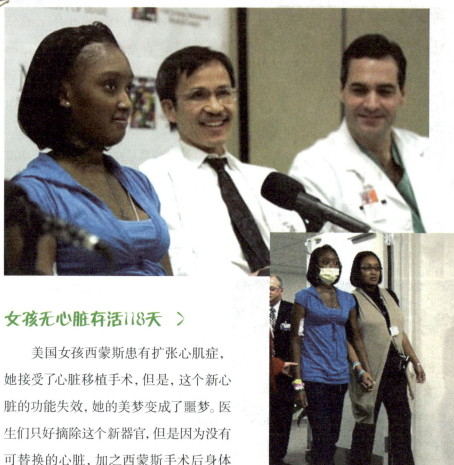

女孩无心脏存活118天 ＞

　　美国女孩西蒙斯患有扩张心肌症，她接受了心脏移植手术，但是，这个新心脏的功能失效，她的美梦变成了噩梦。医生们只好摘除这个新器官，但是因为没有可替换的心脏，加之西蒙斯手术后身体虚弱，无奈之下他们想出一个权宜之策：使用两个人工泵血仪器维持近4个月。医生之所以做出如此选择，是考虑到西蒙斯的年龄和患者自己的心脏在摘取后曾使用人造心脏维持生命的事实。最后，10月29日，西蒙斯接受了另外一次心脏移植手术，这一次非常成功，以致第二天她又接受了一次肾移植手术。

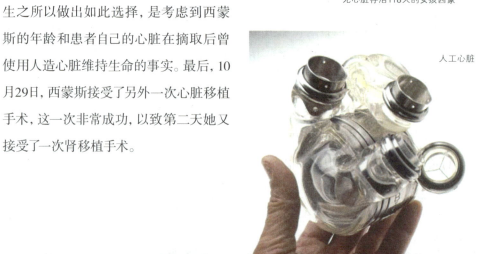

无心脏存活118天的女孩西蒙

人工心脏

28

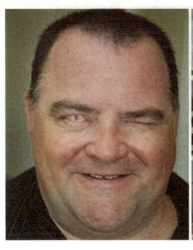
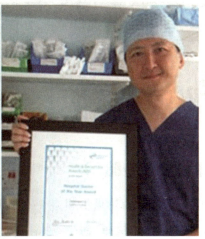

马丁·琼斯及医生

牙齿植入眼睛 盲人重见光明 ＞

42岁的建筑工人马丁·琼斯10多年前在一次工伤中失明。但是，一次牙齿植入眼睛的手术让他告别黑暗世界，重见光明。这种手术之前在英国已进行近50次，是使用牙齿的一部分作为人工角膜支撑物。人工角膜来自患者的皮肤。

10多年前，身为建筑工人的琼斯在施工时发生意外，一桶热铝液在他面前爆炸。他全身烧伤面积达37%，必须一天23小时佩戴特殊的连身袜。双眼严重受损，左眼球被摘除，右眼虽然得以保住，却不能视物。诺丁汉的眼科专家曾使用捐献者提供的干细胞，试图恢复他的右眼视力，但没能成功。在布赖顿萨塞克斯眼科医院开创革命性新手术"骨齿人工角膜"后，他才有机会重见光明。在手术中，医生取下患者牙齿的一小部分，修整形状并在中间凿一个洞，在中间的洞内嵌入人工晶体。

这种手术需要把患者的牙齿作为植入组织，因为医生认为，眼睛可能会排斥"塑料组织"。由于其形状和大小，牙齿被认为是植入组织的最佳选择。所以，医生从琼斯的牙齿上取下一小块。然后从他的脸颊里边取下一小块皮肤，放入他的眼球里，两个月后，它逐渐获得了自己的血液供应，最后，医生把长出新组织的牙齿植入患者眼球。接下来眼中长出部分移植皮肤的组织，来自南约克郡罗瑟拉姆的琼斯第一次看见了4年前娶的妻子——50岁的吉尔。

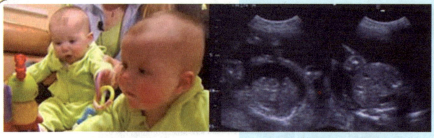

宫内激光手术拯救的双
胞胎里斯和麦肯纳

宫内激光手术拯救双胞胎 ＞

准妈妈和准爸爸肖侬·吉姆贝尔和迈克·吉姆贝尔面临一次揪心抉择。医生告诉他们必须终结腹中双胞胎其中一个胎儿的生命，否则两个胎儿都会死。瑞典医学中心的医生经诊断发现吉姆贝尔腹中的双胞胎患有双胎输血综合征，在这种病症中，双胞胎的血管相连。双胞胎一方向另外一方供血。如果不治疗的话，一个胎儿或者两个胎儿死亡的概率为80%到90%。

在肖侬和迈克正难以作出终结其中

一个胎儿生命的艰难时刻，瑞典医生肯特·海波恩给他们提出了另一种选择。海波恩和美国犹他州盐湖城圣马克医院的罗伯茨·贝尔和迈克尔·贝福特取得联系商量对策后，犹他州的医生和瑞典的医生们在肖侬子宫里进行了激光手术，烧灼封死他们彼此间相连的血管。肖侬称，当手术后护士使用超声波听胎儿心跳时，她屏住了呼吸。两个月后，两个小天使里斯和麦肯纳在瑞典出生。

2004年，英国宫内激光手术拯救的双胞胎威廉和奥利弗

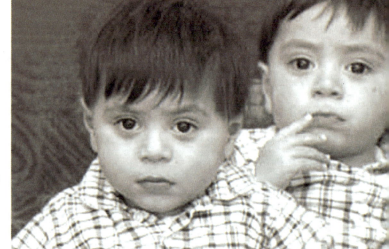

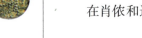

"斩首"男童奇迹存活 ＞

乔丹·泰勒遭遇一场严重的汽车事故，剧烈的撞击力导致乔丹当场"头颈分家"——他的头骨和椎骨被撞得分离了开来。颈骨和头骨之间不再连接。医生们称这次受伤为"外科斩首"，能够存活下来的概率仅为1%左右。尽管组织可能已经遭致破坏，但是，乔丹家人却抱着坚定的信念。乔丹的故事传遍了美国教堂，乔丹的妈妈曾说，她知道至少有20个教堂在为她的儿子祈祷。罗伯茨医生使用一块金属板、一些螺钉和钛杆将乔丹的脑袋和脖子重新连接在一起。3个月后，乔丹离开了医院，现在他已经重返校园。

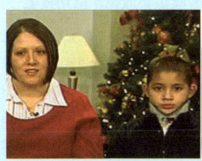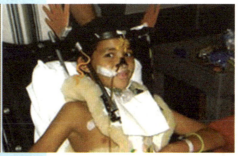

乔丹·泰勒

美国"换脸"女获新生 ＞

俄亥俄州46的岁康妮·卡尔普是美国第一个换脸女患者。2004年，卡普尔与丈夫发生争执后，丈夫用散弹枪朝她的脸部开枪，致使她的面部毁容，口歪眼斜，鼻子塌陷，很多孩子把她视为怪物。现在，她的新脸看起来好多了。

卡普尔的表情虽然依旧僵硬，但是，她能再次讲话、笑、闻和品尝食物了。她的新脸看上去有些浮肿，脸型显得很方，皮肤略显松弛、下垂并且有很多褶皱。

但是医生称这种情况只是暂时的。随着面部循环的改善和神经的生长，她的脸上会长出新肌肉。卡普尔的丈夫托马斯曾在朝妻子开枪后把枪对准自己。之后他被判入狱7年。中弹后，他的妻子虽然保住了性命，但不幸的是，她变成了一个"无脸人"。散弹击中了她的鼻子、面颊、上颚和一只眼睛，只留下上眼皮、前额、下嘴唇和下巴。脸上有数百个散弹碎片和碎骨。她只能依靠颈部的插管呼吸。

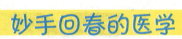
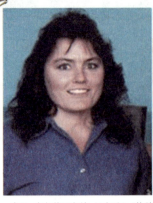
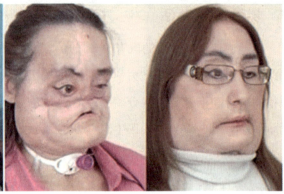

康妮·卡尔普毁容前、毁容后及"换脸"后的样貌

卡普尔先后经历30次手术。医生用她的肋骨填补她的颧骨，用腿骨修饰上颚。接受过无数次腿部皮肤移植脸部。虽然情况有所好转，但仍无法正常进食，自主呼吸，嗅觉也未恢复正常。接下来，在长达22小时的换脸手术中，以玛利亚·斯米诺夫为首的医生用一名刚去世的女人的骨骼、肌肉、神经、皮肤和血管为卡普尔换掉了脸部80%的组织。卡普尔这次手术是全球第4例面部移植手术。虽然这名捐赠者的情况和她的死亡经历未被透露，但是，死者的家人看到卡普尔的新脸后很是动容。

冲浪者被鲨鱼咬断手成功接上 ＞

33岁的格伦·奥格斯在澳大利亚悉尼伯迪海岸冲浪时被一只大白鲨袭击。在被送到圣文森医院后，他的手和皮肤只连着3厘米。就连外科医生凯文·霍看了也对他手的成功接驳不抱希望。但是鉴于这名患者的整体健康状况并被及时送往手术室，他的手被成功接驳还是有可能的。霍博士称，他们在恢复患者手部血流的时候还用到了水蛭，他希望奥格斯重驳的手能恢复功能。

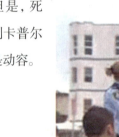
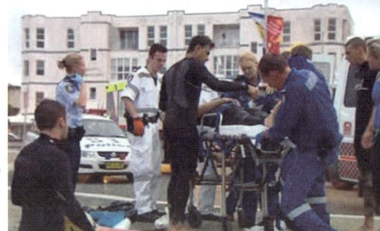

现场抢救格伦·奥格斯

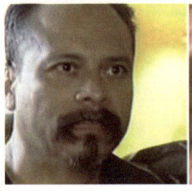

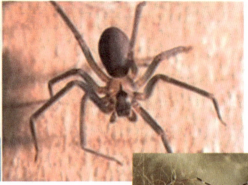

大卫·布伦卡特

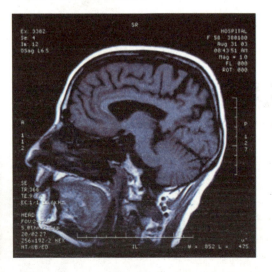

截瘫患者被蜘蛛咬后恢复行走能力 ＞

21年前一次摩托车事故差点要了大卫·布伦卡特的命。后来性命虽然保住了，但是，双腿却不能再动了。此后他轮椅代步长达20年。两年前，他被一只棕色遁蛛所咬，之后被送到医院接受8个月的物理疗法。在治疗中，护士注意到了布伦卡特的一条腿在抽搐，于是就对他的腿进行了一些试验性治疗。5天后，大卫竟然又可以迈步行走了。

电击刺激植物人康复 ＞

一名因一次致命袭击导致处于近植物状态的男子能再次说话和吃东西了。这名患者今年38岁，他的脑部严重受损，长达6年的时间不能说话、吞咽或者做一些协调动作。后来，医生使用一种革命疗法让他从微意识状态中康复。

医生在他的头颅内植入电极以刺激大脑的深层部分和大脑中未受损的部分，之后他的状况明显好转，他能自己吃东西、梳头、能认出父母和医生，并与他们交谈。帮他实现这一变化的是深层大脑刺激技术，目前，这种技术已被用来治疗帕金森疾病和某类精神病，它为很多有着类似脑损伤问题的人恢复意识带来了希望。

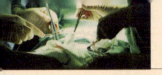

● 适可而止——抗生素

抗生素以前被称为抗菌素，事实上它不仅能杀灭细菌而且对霉菌、支原体、衣原体等其他致病微生物也有良好的抑制和杀灭作用，近年来通常将抗菌素改称为抗生素。抗生素可以是某些微生物生长繁殖过程中产生的一种物质。用于治病的抗生素除由此直接提取外，还有完全用人工合成或部分人工合成的。通俗地讲，抗生素就是用于治疗各种细菌感染或抑制致病微生物感染的药物。

重复使用一种抗生素可能会使致病菌产生抗药性。之所以现在提出杜绝滥用抗生素，此乃原因之一。科学地使用抗生素是有的放矢。通常建议做细菌培养并做药敏试验，根据药敏试验的结果选用极度敏感药物，这样就避免了盲目性，而且也能收到良好的治疗效果。

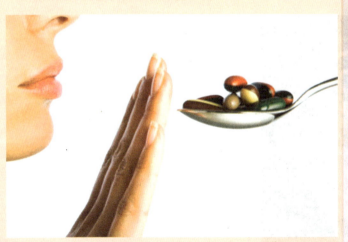

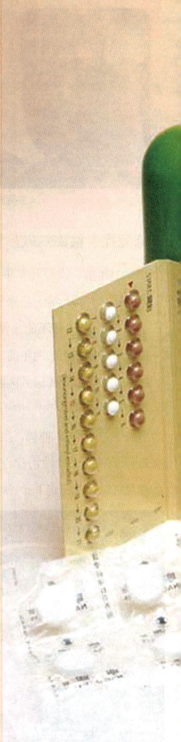

抗生素类药品 >

　　抗生素（antibiotics）是由微生物（包括细菌、真菌、放线菌属）或高等动植物在生活过程中所产生的具有抗病原体或其他活性的一类次级代谢产物，能干扰其他生活细胞发育功能的化学物质。现在临床常用的抗生素有微生物培养液提取物以及用化学方法合成或半合成的化合物。目前已知天然抗生素不下万种。

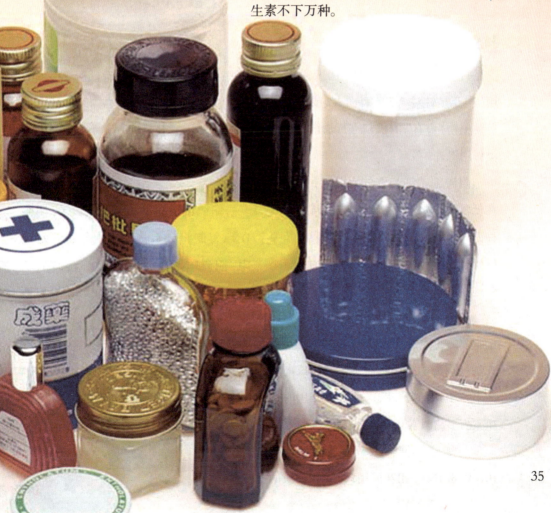

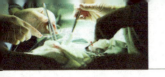

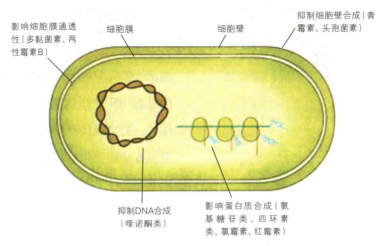

影响细胞膜通透性（多黏菌素、两性霉素B）

细胞膜

细胞壁

抑制细胞壁合成（青霉素、头孢菌素）

抑制DNA合成（喹诺酮类）

影响蛋白质合成（氨基糖苷类、四环素类、氯霉素、红霉素）

细菌结构与抗生素作用示意图

抗生素作用机理 ＞

抗生素等抗菌剂的抑菌或杀菌作用，主要是针对"细菌有而人（或其他高等动植物）没有"的机制进行杀伤，有4大类作用机理：

阻碍细菌细胞壁的合成，导致细菌在低渗透压环境下膨胀破裂死亡，以这种方式作用的抗生素主要是β–内酰胺类抗生素。哺乳动物的细胞没有细胞壁，不受这类药物的影响。

与细菌细胞膜相互作用，增强细菌细胞膜的通透性、打开膜上的离子通道，让细菌内部的有用物质漏出菌体或电解质平衡失调而死。以这种方式作用的抗生素有多黏菌素和短杆菌肽等。

与细菌核糖体或其反应底物（如tRNA、mRNA）相互所用，抑制蛋白质的

合成——这意味着细胞存活所必需的结构蛋白质和酶不能被合成。以这种方式作用的抗生素包括四环素类抗生素、大环内酯类抗生素、氨基糖苷类抗生素、氯霉素等。

阻碍细菌DNA的复制和转录，阻碍DNA复制将导致细菌细胞分裂繁殖受阻，阻碍DNA转录成mRNA则导致后续的mRNA翻译合成蛋白的过程受阻。以这种方式作用的主要是人工合成的抗菌剂喹诺酮类（如氧氟沙星）。

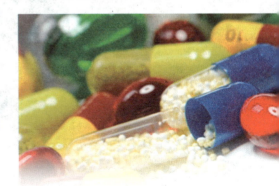

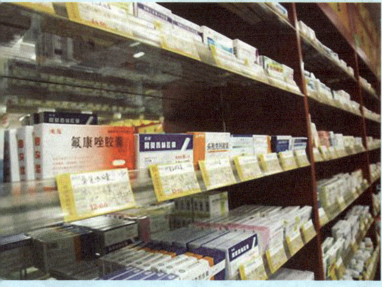

大霉素、卡那霉素、妥布霉素、丁胺卡那霉素、新霉素、核糖霉素、小诺霉素、阿斯霉素等。

（三）四环素类：包括四环素、土霉素、金霉素及强力霉素等。

（四）氯霉素类：包括氯霉素、甲砜霉素等。

（五）大环内脂类：临床常用的有红霉素、白霉素、无味红霉素、乙酰螺旋霉素、麦迪霉素、交沙霉素等、阿奇霉素。

（六）作用于G+细菌的其他抗生素，如林可霉素、氯林可霉素、万古霉素、杆菌肽等。

（七）作用于G菌的其他抗生素，如多黏菌素、磷霉素、卷霉素、环丝氨酸、利福平等。

（八）抗真菌抗生素，如灰黄霉素。

（九）抗肿瘤抗生素，如丝裂霉素、放线菌素D、博莱霉素、阿霉素等。

（十）具有免疫抑制作用的抗生素，如环孢霉素。

抗生素的种类

抗生素是指由细菌、霉菌或其他微生物在生活过程中所产生的具有抗病原体不同的抗生素药物或其他活性的一类物质。自1943年以来，青霉素应用于临床，现在抗生素的种类已达几千种。在临床上常用的亦有几百种。其主要是从微生物的培养液中提取，或者用合成、半合成方法制造。其分类有以下几种：

（一）β-内酰胺类：青霉素类和头孢菌素类的分子结构中含有β-内酰胺环。近年来又有较大发展，如硫酶素类、单内酰环类，β-内酰酶抑制剂、甲氧青霉素类等。

（二）氨基糖苷类：包括链霉素、庆

37

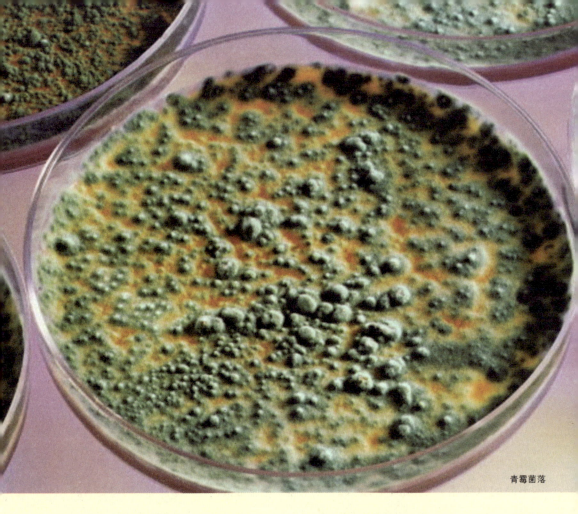

青霉菌落

抗生素的发现历史 〉

很早以前，人们就发现某些微生物对另外一些微生物的生长繁殖有抑制作用，把这种现象称为抗生。随着科学的发展，人们终于揭示出抗生现象的本质，从某些微生物体内找到了具有抗生作用的物质，并把这种物质称为抗生素，如青霉菌产生的青霉素，灰色链丝菌产生的链霉素都有明显的抗菌作用。所以人们把由某些微生物在生活过程中产生的，对某些其他病原微生物具有抑制或杀灭作用的一类化学物质称为抗生素。

由于最初发现的一些抗生素主要对细菌有杀灭作用，所以一度将抗生素称为抗菌素。但是随着抗生素的不断发展，陆续出现了抗病毒、抗衣原体、抗支原体，甚至抗肿瘤的抗生素也纷纷发现并用于临床，显然称为抗菌素就不妥，还是称为抗生素更符合实际。抗肿瘤抗生素

的出现，说明微生物产生的化学物质除了
原先所说的抑制或杀灭某些病原微生物
的作用之外，还具有抑制癌细胞增殖或
代谢的作用，因此现代抗生素的定义应
当为：由某些微生物产生的化学物质，能
抑制微生物和其他细胞增殖的物质叫做
抗生素。

　　1929年英国细菌学家亚历山大·弗
莱明在培养皿中培养细菌时，发现从空
气中偶然落在培养基上的青霉菌长出的
菌落周围没有细菌生长，他认为是青霉
菌产生了某种化学物质，分泌到培养基
里抑制了细菌的生长。这种化学物质便

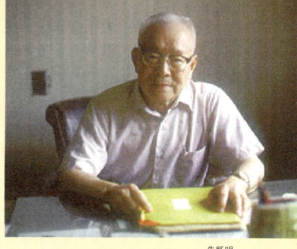

朱既明

是最先发现的抗生素——青霉素。

　　在第二次世界大战期间弗莱明和另
外两位科学家经过艰苦的努力，终于把
青霉素提取出来制成了制服
细菌感染的物资药品。因为
在战争期间，防止战伤感染
的药品是十分重要的战略
物资，所以美国把青霉素的
研制放在同研制原子弹同
等重要的地位。1943年，这
个消息传到中国，当时还在
抗日后方从事科学研究工作
的微生物学家朱既明，也从
长霉的皮革上分离到了青
霉菌，并且用这种青霉菌制
造出了青霉素。

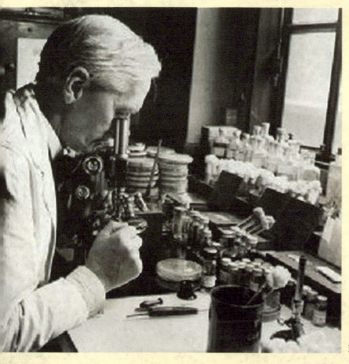

亚历山大·弗莱明

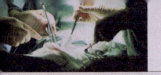

1947年，美国微生物学家瓦克斯曼又在放线菌中发现并且制成了治疗结核病的链霉素。

从那时到现在，半个多世纪过去了，科学家已经发现了近万种抗生素。不过它们之中的绝大多数毒性太大，适合作为治疗人类或牲畜传染病的药品还不到百种。后来人们发现，抗生素并不是都能抑制微生物生长，有些是能够抑制寄生虫的，有的能够除草，有的可以用来治疗心血管病，还有的可以抑制人体的免疫反应，可以用在器官移植手术中。在20世纪90年代以后，科学家们把抗生素的范围扩大了，给了一个新的名称，叫做生物药物素。

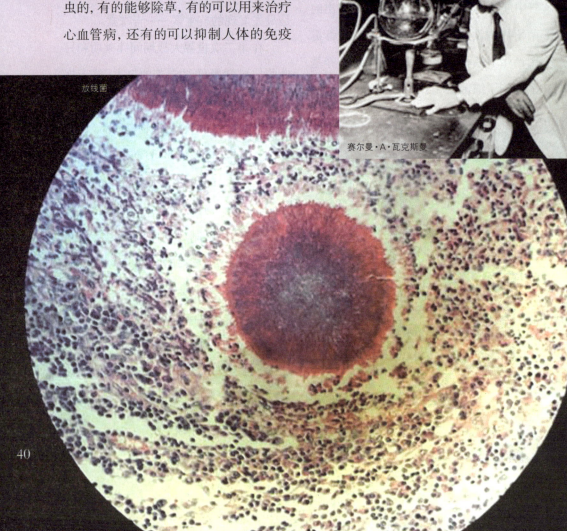

赛尔曼·A·瓦克斯曼

放线菌

40

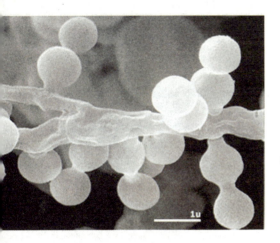

1u

的细胞壁主要是肽聚糖，而合成肽链的细胞器为核糖体，核糖体是细菌的惟一细胞器。但是，抗生素使用频繁会导致细菌的抗药性增强。

这一作用的达成依赖于细菌细胞壁的一种蛋白，通常称为青霉素结合蛋白（PBPs），β内酰胺类抗生素能和这种蛋白结合从而抑制细胞壁的合成，所以PBPs也是这类药物的作用靶点。

抗生素的杀菌作用 >

• 作用机制

抗生素杀菌作用主要有 4 种机制：抑制细菌细胞壁的合成、与细胞膜相互作用、干扰蛋白质的合成以及抑制核酸的转录和复制抑制。

• 杀菌机制的作用过程抑制细胞壁的合成

抑制细胞壁的合成会导致细菌细胞破裂死亡，以这种方式作用的抗菌药物包括青霉素类和头孢菌素类，哺乳动物的细胞没有细胞壁，不受这些药物的影响。细菌

• 与细胞膜相互作用

一些抗菌素与细胞的细胞膜相互作用而影响膜的渗透性，这对细胞具有致命的作用。以这种方式作用的抗生素有多黏菌素和短杆菌素。

• 干扰蛋白质的合成

干扰蛋白质的合成意味着细胞存活所必需的酶不能被合成。干扰蛋白质合成的抗生素包括福霉素（放线菌素）类、氨基糖苷类、四环素类和氯霉素。

• 抑制核酸的转录和复制

抑制核酸的功能阻止了细胞分裂和/所需酶的合成。以这种方式作用的抗生素包括萘啶酸和二氯基吖啶。

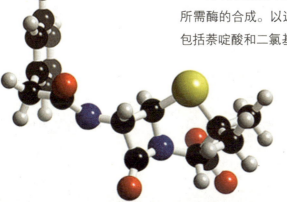

41

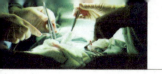

抗生素的使用说明 ＞

• 使用原则

　　临床应用抗生素时必须考虑以下几个基本原则：

　　（一）严格掌握适应症。凡属可用可不用的尽量不用；而且除考虑抗生素的抗菌作用的针对性外，还必须掌握药物的不良反应和体内过程与疗效的关系。

　　（二）发热原因不明者不宜采用抗生素，除病情危重且高度怀疑为细菌感染者外。因抗生素用后常使致病微生物不易检出，且使临床表现不典型，影响临床确诊，延误治疗。

　　（三）病毒性或估计为病毒性感染的疾病不用抗生素。抗生素对各种病毒性感染并无疗效，对麻疹、腮腺炎、伤风、流感等患者给予抗生素治疗是有害无益的。咽峡炎、上呼吸道感染者90%以上由病毒所引起，因此除能肯定为细菌感染者外，一般不采用抗生素。

　　（四）皮肤、黏膜局部尽量避免应用抗生素，因用后易发生过敏反应且易导致耐药菌的产生。除主要供局部用的抗生素如新霉素、杆菌肽外，其他抗生素特别是青霉素G的局部应用尽量避免。在眼黏膜及皮肤烧伤时应用抗生素要选择适合的。

　　（五）严格控制预防用抗生素的范围。在下列情况下可采用预防治疗：

　　1. 风湿热病人，定期采用青霉素G，

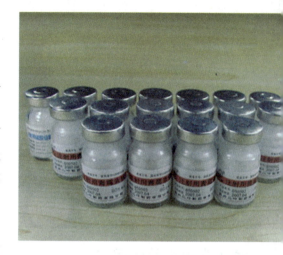

以消灭咽部溶血链球菌,防止风湿热复发。

　　2. 风湿性或先天性心脏病进行手术前后用青霉素G或其他适当的抗生素，以防止亚急性细菌性心内膜炎的发生。

　　3. 感染灶切除时，依治病菌的敏感性而选用适当的抗生素。

　　4. 战伤或复合外伤后，采用青霉素G或四环素族以防止气性坏疽。

　　5. 结肠手术前采用卡那霉素，新霉素等作肠道准备。

　　6. 严重烧伤后，在植皮前应用青霉素G消灭创面的溶血性链球菌感染，或按创面细菌和药敏结果采用适当的抗生素防止败血症的发生。

　　7. 慢性支气管炎及支气管扩张症患者，可在冬季预防性应用抗生素（限于门诊）。

　　8. 颅脑术前1天应用抗生素，可预防感染。

　　（六）强调综合治疗的重要性，在应

用抗生素治疗感染性疾病的过程中，应充分认识到人体防御机制的重要性，不能过分依赖抗生素的功效而忽视了人体内在的因素，当人体免疫球蛋白的质量和数量不足、细胞免疫功能低下，或吞噬细胞性能与质量不足时，抗生素治疗则难以奏效。因此，在应用抗生素的同时应尽最大努力使病人全身状况得到改善；采取各种综合措施，以提高机体抵抗能力，如降低病人过高的体温；注意饮食和休息；纠正水、电解质和碱平衡失调；改善微循环；补充血容量；以及处理原发性疾病和局部病灶等。

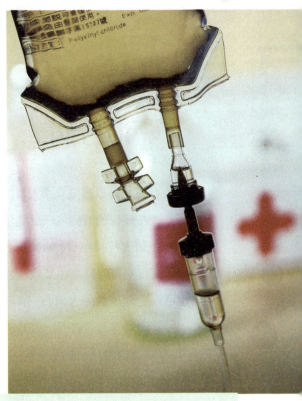

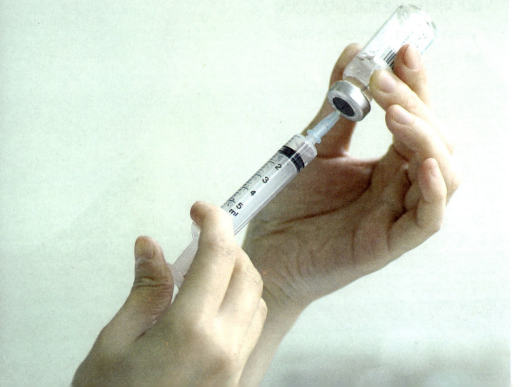

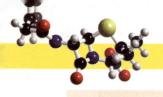

MIAOSHOUHUICHUNDEYIXUE

● 流行病

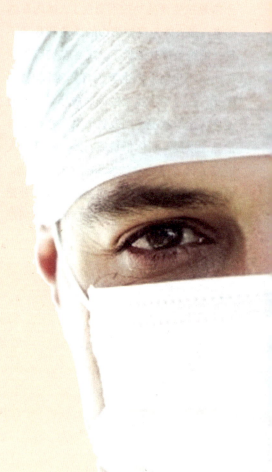

流行病指可以感染众多人口的传染病。能在较短的时间内广泛蔓延的传染病，如流行性感冒、脑膜炎、霍乱等。流行病可以只是在某地区发生，也可以是全球性的大流行。欧洲语言中，辞源均来自希腊语，如英语的epidemic，法语的épidémie等。当某一疾病之观察值超过预期值时，就称之为流行。而全球流行其定义为某一疾病之传染已经跨过洲与洲的界限时称之。

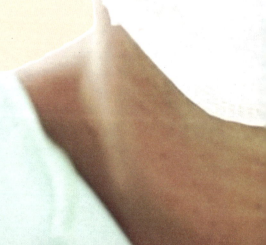

44

流行病原理与原则 ＞

　　某种传染病的连续出现是否能被定为正在流行，即所谓狭义之流行病，主要决定因素并非人口之中染上该病的比例；而是该种疾病传染的速度。如果每个受感染的人，把疾病传给超过一人，使到总体受感染的人口作指数增加，这种传染病便是流行病。所以纵使只有很少的人染上某一种传染病，仍然可以将之称为流行病爆发。

　　传染病处于流行病状况时：RO是该种病的基本传染数，以1为中间值，RO的数字愈大，代表流行病的控制愈难；S是人口中可能感染的比例。这是针对流行病定义而作的对数学模型。

　　历史上的流行病例子包括有：中古时欧洲的黑死病（鼠疫），第一次世界大战时爆发的西班牙型流行性感冒及近年的艾滋病。

　　最新的流行病：甲型H1N1流感、SARS、禽流感。

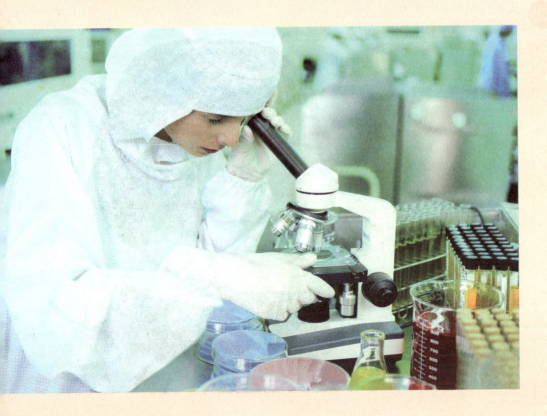

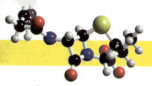

流行性感冒 〉

流行性感冒简称"流感"，是由流感病毒引起的一种很常见的传染病。

流感主要是通过空气传播，经呼吸道进入人体。人们在说话、呼吸，特别是咳嗽和打喷嚏时，喷出的唾液飞沫可达几万至上百万个。如果一个健康的人吸入了含有流感病毒的飞沫，这个人就有可能患流感。

流感病人可排出大量的流感病毒，是重要的传染源，一般重症病人都要住院或者在家里休息治疗，而轻型流感病人既能排放病毒，又能四处活动，所以传播范围和危害则更大。有些感染了流感病毒的人可能没有症状，成为隐性感染者，不易被人们发现。但这些隐性感染者同样可以通过唾液飞沫排放病毒，也会传播流感。 此外，病人的手上也可能沾有流感病毒，可以传播。如人们互相握手，孩子们互相拉手、共用玩具等，都可能传染上流感病毒而患病。

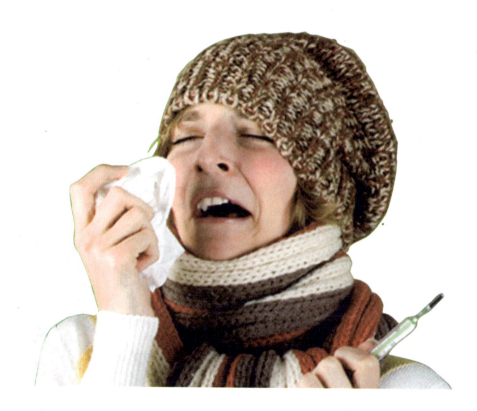

最可怕的十大流行病及其防治 〉

· 天花

早在 16 世纪，欧洲的探险家、殖民者和征服者还没有进入新大陆之前，美洲大陆上已经居住着将近 1 亿名土著居民。但在随后的 100 年内，传染病的爆发使人口骤减为 500 万到 1000 万。虽然其中有些原住民，比如印加人和阿兹特克人，已经开始修建城市。但由于时间短暂，他们还没有大量驯养动物，也尚未滋生出侵扰欧洲人的许多病菌。但随着欧洲殖民者的

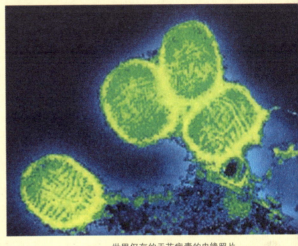

世界仅存的天花病毒的电镜照片

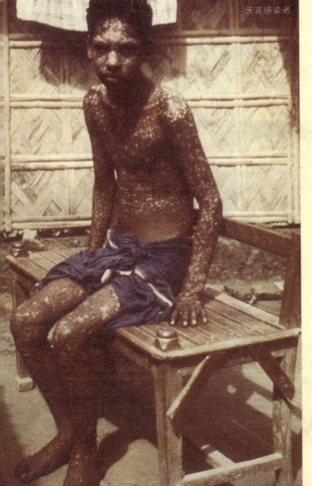

天花感染者

到来，许多土著居民无法抵挡的传染病也随之来到了新大陆。

这些传染病中最严重的是天花。天花病菌已经在人类社会传播了数千年，其中最厉害的会导致 30% 的死亡率。天花的症状包括高烧、全身酸痛、皮疹、水泡和永久性伤疤。这种疾病一般通过与患者的皮肤或体液直接接触传播，但是封闭环境中也会通过空气传播。

尽管在 1796 年天花疫苗已经出现，但是天花病毒仍在继续传播。甚至在 1976 年，天花还造成了 2 万人的死亡和全球数百万人的恐慌。同一年，世界卫生组织开始推行大规模接种天花疫苗。1977 年，天花病例彻底消失。如今，这种病毒除了实验室外，在自然界已经不见踪影。

47

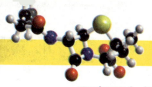

• 西班牙流感

1918 年，第一次世界大战结束，全球有 3700 万人在战争中丧生，数百万士兵开始返回家乡。这时一种新型疾病出现了，有些人称之为西班牙流感，或者世纪大流感和 1918 流感。这场灾难在几个月内带走了 2000 万人的生命。在一年的时间内，流感继续蔓延，死亡人数十分惊人。估计全球范围内有 5000 万到 1 亿人死于此疫。这场流感被认为是人类有史以来最严重的瘟疫。

西班牙流感与我们现在每年都会遇到的常见流感不同。那是一种新型流感病毒，被称为 H1N1 禽流感病毒。科学家们怀疑这种病毒是一战前从美国中西部地区的鸟类传染给人类的。后来在西班牙造成 800

万人死亡，这次流感因此被称为"西班牙流感"。在全球范围内，大部分人类对这种病毒完全没有抵抗力，正如同 1550 年阿兹特克人面对天花时的困境。大规模的运输部队和补给部队使病毒向其他地区的传播更为快速。

1918 年流感同样有普通流感的典型症状，比如发烧、恶心、腹痛和腹泻。同样，病人脸上经常有黑斑出现，肺部充满液体，很容易导致缺氧，该症患者往往死于肺部充液。

随着病毒的变异并向非致命方向的转变，这次流感一年之后慢慢消失了。对于我们而言，由于基因与部分抗体的遗传性，对 H1N1 家族的病毒均有一定的抵抗性。

1918年"西班牙型大流感"期间将厂房改成病房的壮观场面

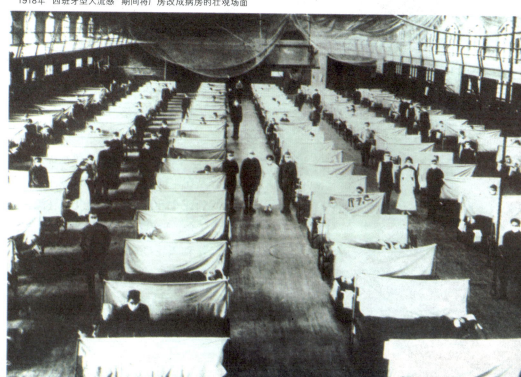

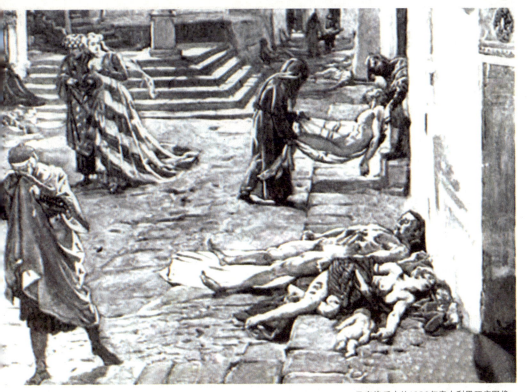

• 黑死病

车上堆满尸体，木板上摆满死去的家人，贵族和农民齐声哀号，希望进入天堂得到解脱。这就是黑死病，人类历史上最可怕的传染病。黑死病被认为是第一个真正意义上的大规模流行性传染病。1348年的欧洲，有一半人死于黑死病。当时，中国和印度也有不少人因此而死。黑死病沿着战争和贸易的路线不断传播，沿途的城市和乡村完全毁灭，全球的政治、经济受到致命性打击。

黑死病长久以来都被认为是流行性鼠疫，通过老鼠身上的跳蚤和空气进行传播，但最近的研究对此提出质疑。一些科学家认为黑死病可能是类似于伊波拉病毒的一种出血性病毒。科学家正在研究疑似鼠疫受害者的遗骨，希望发现一些遗传证据来证实这一理论。

如果说黑死病是鼠疫的话，那么现在仍然存在。由耶尔森氏杆菌引起的鼠疫如今还会在一些老鼠泛滥的贫穷地区发生。但只需在发病的早期阶段进行一些简单治疗，就能大大减轻病情。这种病的主要症状包括淋巴腺肿大、发烧、咳嗽、血痰和呼吸困难。

49

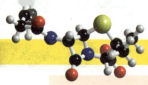

• 疟疾

疟疾并不是什么新型传染病。最早关于疟疾的记载出现在 4000 年前，当时的希腊人就记述了疟疾的破坏性影响。最早关于蚊子传染疾病的说法出现于古印度和中国的医书上。即使是现在，科学家们也发现很多疾病跟蚊子有关。

疟疾一般是由蚊子和人类身体上的疟原虫微生物引起的。当受感染的蚊子停留在人类皮肤上开始吸血时，疟原虫微生物就会进入人体。一旦进入血液，就会在血红细胞内生长并最终摧毁红细胞。症状有轻有重，典型症状是发烧、发冷、出汗、头痛和肌肉痛。

古时候疟疾传播的情况现在已难以考证，但是我们仍然能在一些疟疾肆虐的地区看到它惊人的破坏力。1906 年，美国政府招募了 26000 名工人建造巴拿马运河。其中的 21000 人后来因为疟疾住进医院。

战时的士兵受疟疾的伤害最大。据报道，仅美国南北战争中就有 1316000 人感染疟疾，其中约 1 万人死亡。第一次世界大战期间，英国、法国和德国的士兵饱

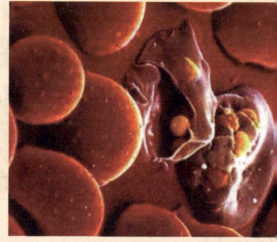

疟原虫入侵人体细胞

受疟疾之苦，长达 3 年之久。第二次世界大战期间，美国在非洲和南太平洋的驻军中有 60000 人死于疟疾。第二次世界大战末期，美国试图清除疟疾。他们首先使用了现在已经禁用的滴滴涕（DDT）进行大规模杀蚊，然后全民预防蚊虫滋生。在美国国家疾病控制中心宣称疟疾已经在美国绝迹后，世界卫生组织开始在全球范围内根除疟疾。但是，随着抗药性疟疾及蚊虫的出现，花费了巨大人力和财力的消灭疟疾行动被迫搁浅。

如今，疟疾仍然在世界上很多地方肆虐。特别是在没有推行世界卫生组织清除疟疾行动的撒哈拉沙漠以南地区，每年都有将近 3.5 亿到 5 亿人口感染疟疾，多达 100 万人因此而死去。即使在美国，尽管之前进行过大清除，每年也有超过 1000 个病例，还有少数人死亡。

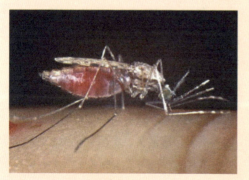

• 肺结核

自从有文字记载以来，肺结核就存在于世了。古代小说详细记载了肺结核患者死亡的过程。人们甚至在古埃及的木乃伊中发现了肺结核病菌存在的DNA证据。

肺结核是由结核分枝杆菌引起的，在人群中依靠空气传播。感染者呼吸时细菌随之而出，然后再进入其他人体内。病菌一般直接攻击肺部，导致患者胸部疼痛、体弱无力、体重下降、发烧、夜间盗汗和血痰。有时也会影响到大脑，肾脏或者脊柱。

从17世纪开始，肺结核在欧洲大陆流行了将近200年，感染者中近1/7死去。肺结核在美洲殖民地更是常见。即使是在19世纪晚期，美国每年死亡人口中仍有1/10是因肺结核而死。

1944年，医学界发明了抗生素来治疗肺结核，并取得突破性进展。在经历了5000年的折磨之后，我们终于可以摆脱这种被古埃及人称为"死亡之病"的传染病了。

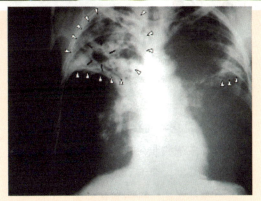

肺结核患者的胸部X光片，箭头所指即结核病灶

虽然有现代治疗手段的帮助，但如今每年还有将近800万人感染肺结核，而其中200万人将会死去。

由于预防和治疗手段失效，全球性贫困状况，以及抗药性结核病菌的出现，这种疾病在上世纪90年代卷土重来。此外，艾滋病病人因为身体免疫系统受到破坏，所以更容易感染肺结核。随着艾滋病的传播，肺结核也开始死灰复燃。

研究者发现，大英博物馆收藏的这具木乃伊生前就患有肺结核

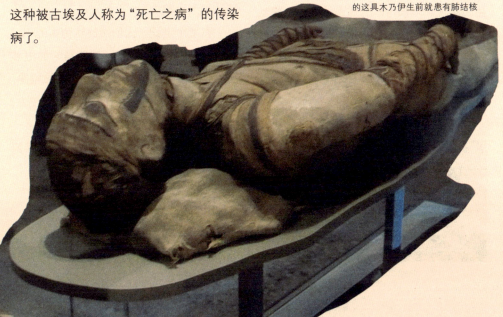

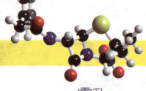

• 霍乱

古代印度已经有霍乱病例存在，但直到 19 世纪，世界其他地区才出现了类似的病例。在 19 世纪，商人在各地进行贸易时，霍乱病毒随着他们进入了中国、日本、北非、中东和非洲的一些城市。六次大规模霍乱爆发，夺走了数百万人的生命。

霍乱是由一种叫做霍乱弧菌的肠内杆菌引起的。轻度感染病例十分常见。5% 的感染者有可能会严重呕吐、腹泻和腿抽筋，甚至严重脱水和休克。大多数人的免疫系统都能抵抗住霍乱，前提是您能熬过长时间的脱水状态。直接接触患者通常会感染病毒，但是霍乱病毒主要通过被污染的水和食物进行传播。

19 世纪，欧洲工业革命期间，霍乱病毒被贸易商们带到了欧洲那些拥挤和肮脏的商业城市。医生们把霍乱流行的原因归咎于严重的空气污染，他们倡导清洁的生活环境和增加污水处理系统。这对霍乱的流行有很好的预防作用。虽然医学界最终认定霍乱并非由空气传播，而是受污染的水源引起，但是霍乱病例的确因城市清

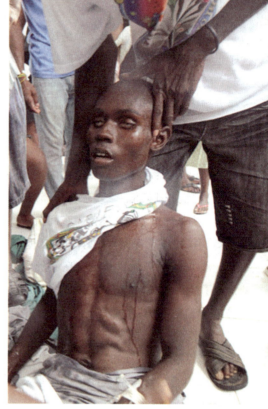

霍乱患者表情呆木

洁计划大大减少了。

在上个世纪，人们始终认为霍乱不过是 18 世纪的陈年旧事，随着科学的进步和卫生条件的改善，霍乱病毒早被根除。1961 年，一种新型霍乱在印度尼西亚爆发，并最终蔓延到全世界。这场流行性霍乱一直持续了几十年。1991 年，30 万人感染了新型霍乱，4000 人被夺去生命。

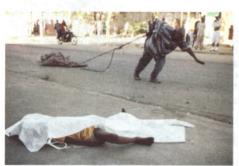

海地霍乱逾1200人死亡，民众当街停放亡者尸体

MIAOSHOUHUICHUNDEYIXUE

• 艾滋病

艾滋病一直是人们非常关注的疾病，以艾滋病为题材的电影、电视和小说已经屡获殊荣。

20 世纪 80 年代出现的艾滋病引发了一场世界性的灾难，从 1981 年至今，大约 2500 万人因此丧生。最新的统计数据显示，全球目前有 3320 万人是 HIV 携带者，仅 2007 年就有 210 万艾滋病患者死去。

艾滋病（获得性免疫缺陷综合征）是由人体免疫缺损病毒（HIV）引起的。这种病毒通过人体的血液、精液和其他体液进行传播，直接破坏人体免疫系统。免疫系统被破坏的人对各种病菌都没有抵抗力，也称为机会性感染。如果人体免疫系统被严重破坏，HIV 就变成了艾滋病。

科学家怀疑艾滋病毒是 20 世纪中期由猴子和类人猿传染给人类的。20 世纪 70 年代，非洲人口急剧增长，战争、贫穷

和失业困扰着非洲各国。卖淫和吸毒泛滥，艾滋病毒也通过不安全性交和污染的针头得以传播。即使在医院，针头的重复使用和不安全的输血也给艾滋病的传播提供了便利。很快，艾滋病在撒哈拉沙漠以南地区大规模肆虐，很多贫穷国家的劳动力因此死去，成千上万的儿童成为孤儿。

虽然有些药物可以抑制艾滋病携带者发展为艾滋病患者，但目前尚无药物能够完全根治这种疾病。很多团体和组织都在开展艾滋病预防的宣传和教育活动。

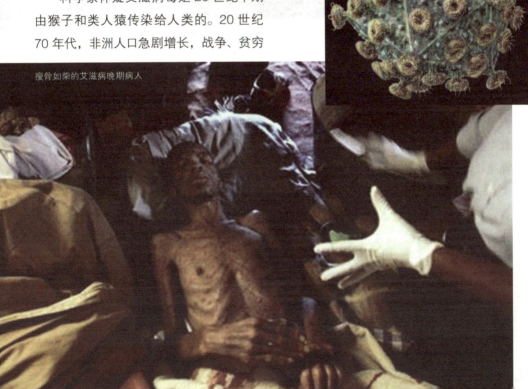

HIV病毒的高清显微图

瘦骨如柴的艾滋病晚期病人

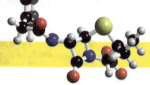

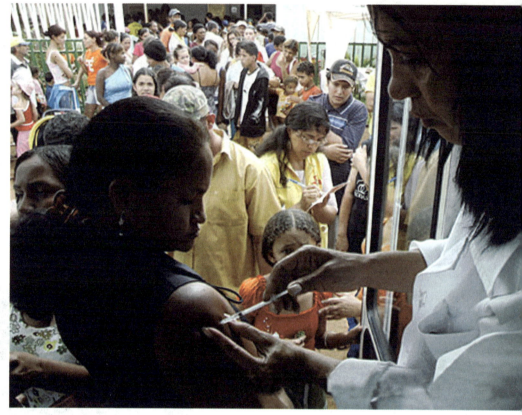

人们在巴西首都巴西利亚附近排队接受黄热病疫苗注射

• 黄热病

当欧洲殖民者把大批非洲奴隶运往美洲的时候，很多新型传染病也被带了过去，其中就有黄热病。黄热病，又称"黄杰克"，在殖民地地区广泛传播，大批农场因此消失，一些主要城市也受到毁灭性影响。

1803 年，拿破仑派遣 33000 人前往北美洲的法国领地去镇压当地起义，军队登陆后不久，29000 人就感染黄热病死亡。巨大的损失迫使拿破仑放弃了那块领土。随后，法国把这块领土卖给了美国。这就是史书记载的路易斯安那州事件。

黄热病和疟疾类似，都是通过蚊虫进行传播。典型症状有：发烧、发热、头疼、肌肉疼痛、背痛和呕吐。严重感染时会导致出血、休克、肾和肝功能衰竭，有致命的危险。肝功能衰竭会导致黄疸病或者皮肤发黄，这就是它被称做"黄热病"的原因。

尽管开展了接种疫苗、改善生活环境和大规模清除蚊虫等活动，黄热病现在依然在非洲和南美洲肆虐。

• 斑疹伤寒

自古以来，露宿战场的士兵不仅要时刻防备敌人，还必须面对寄生虫和病菌的威胁。一种名叫普氏立克次氏体的微小病菌曾经导致了世界著名的瘟疫大爆发，那就是伤寒病。

由于它经常在驻军里爆发，又被称为"露营热"或者"战争伤寒"。在欧洲 17 世纪 30 年战争期间，斑疹伤寒、瘟疫和饥饿夺走了 1000 万的生命。有时候，斑疹伤寒的爆发会决定一场战争的胜负。

1489 年，在西班牙军队围攻摩尔人的大本营格兰纳达时，一场斑疹伤寒爆发了，西班牙军队由 25000 人骤减为 8000 人。由于斑疹伤寒的破坏，西班牙人只能等待下个世纪，才能把摩尔人驱逐出西班牙。一战中也有类似事件，伤寒使数百万的俄罗斯、波兰和罗马尼亚士兵死去。

斑疹伤寒的典型症状包括：头痛、食欲不振、疲倦和体温急剧上升，并迅速转为发烧，同时伴随着发冷和恶心。如果得不到及时治疗，伤寒会影响血液循环，造成斑点坏疽、肺炎和肾功能衰竭，随着温度逐渐升高，最终导致精神错乱，昏迷和心力衰竭。

随着医疗手段的进步和卫生条件的改善，斑疹伤寒逐渐减少。二次大战中斑疹伤寒疫苗的使用和 DDT 灭蚊行动的开展，使得斑疹伤寒在发达国家已经销声匿迹。但是在南美洲、非洲和亚洲的一些地区，斑疹伤寒仍然没有得到消除。

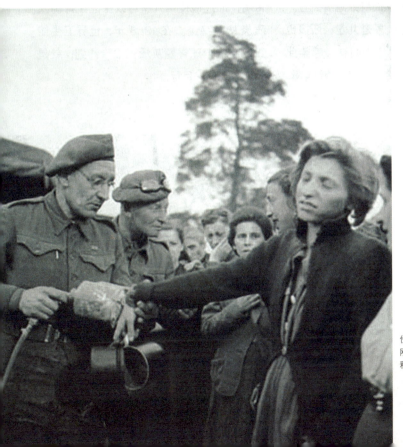

1945年，为了预防斑疹伤寒，图中的士兵正在给那些刚从卑尔根-贝尔森集中营里释放出来的囚犯进行消毒

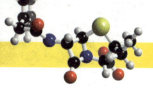

妙手回春的医学

• 脊髓灰质炎

脊髓灰质炎又称小儿麻痹症。研究人员推测这种疾病已经在全球肆虐了上千年，导致成千上万的儿童瘫痪或死亡。在1952年，仅美国就有约58000个脊髓灰质炎病例，其中三分之一的患者最终瘫痪。在这些病例中，更有超过3000人死亡。

这种疾病是由破坏人体神经系统的脊髓灰质炎病毒（poliomyelitis）引起。它会通过粪便传播，经由受污染的食物和饮水扩散。初期症状包括发烧、疲劳、头痛、呕吐、身体僵硬和四肢疼痛。大约每200个感染者中，就会有1人瘫痪。虽然麻痹症状主要集中在腿部，但有时也会蔓延至呼吸系统的肌肉组织，从而导致患者死亡。

脊髓灰质炎患者大多是儿童，所以也被称为小儿麻痹症，但成人同样会感染此症。这主要取决于患者头一次接触病毒，也就是初次感染的时候年龄多大。在青少年时期，人体免疫系统对脊髓灰质炎的抵抗力更强。所以说，初次感染时患者年纪越大，瘫痪或死亡的危险性就越大。

脊髓灰质炎是一种很古老的疾病，早在人类世界中传播了千百年。如果在幼年时期接触过脊髓灰质炎病菌，人体自身抵抗力就会相应提高。但到了18世纪，我们的医疗手段得到长足发展。这限制了疾病传播，同时降低了人们在幼年时期接触病菌的机会。结果越来越多的患者要到年长一些时才会接触到脊髓灰质炎病菌，因此在发达国家，脊髓灰质炎导致瘫痪的比例直线上升。

目前还没有针对脊髓灰质炎的有效治疗手段，但在上世纪50年代，医学界研制出了完美的脊髓灰质炎疫苗。从那以后，这种疾病在发达国家基本得到控制，只有在某些发展中国家才会出现脊髓灰质炎的流行性大爆发。人类是这种病菌的惟一携带者，而广谱疫苗几乎可以保证让脊髓灰质炎从此绝迹。在1988年，世界卫生组织发起的全球脊髓灰质炎根除计划，就是为了实现这一目标。

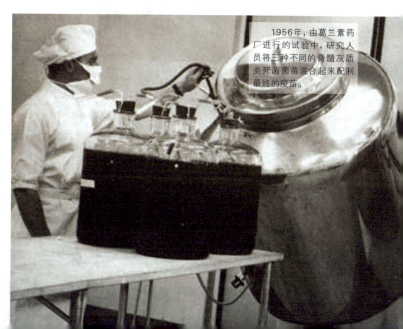

1956年，由葛兰素药厂进行的试验中，研究人员将三种不同的脊髓灰质炎死菌菌苗混合起来配制最终的疫苗。

世界艾滋病日

　　为提高人们对艾滋病的认识，世界卫生组织于1988年1月将每年的12月1日定为世界艾滋病日，号召世界各国和国际组织在这一天举办相关活动，宣传和普及预防艾滋病的知识。

　　世界艾滋病日的标志是红丝带，它就像一条纽带，将世界人民紧紧联系在一起，共同抗击艾滋病，它象征着我们对艾滋病病人和感染者的关心与支持；象征着我们对生命的热爱和对和平的渴望；象征着我们要用"心"来参与预防艾滋病的工作。

　　在地球上，平均每分钟都有一个孩子死于艾滋病，有超过1500万的儿童因为艾滋病而失去父母。目前中国艾滋病病毒感染人数在全球居第十四位，更以每年百分之四十的速度递增。防治艾滋病任重道远，需要全社会共同努力。面对因艾滋酿成的一桩桩悲剧，我们不需要旁观者，我们要用自己的力量来扭转这场恶性流行病的传播态势——团结全社会的力量，以我们所能做到的各种方式，共同抗击艾滋！

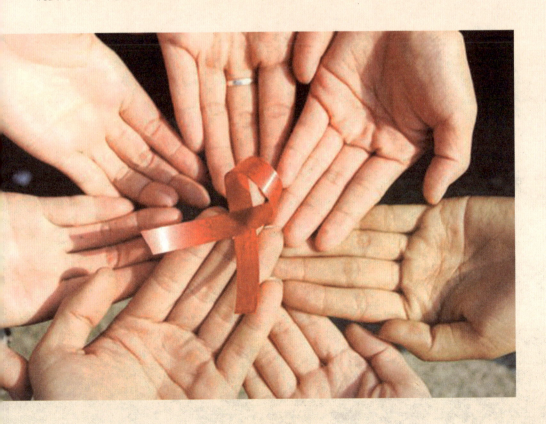

57

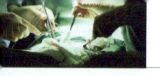

● 治病救人的机构——医院

医院（hospital）一词来自拉丁文，原意为"客人"，因为最初设立时，是供人避难，还备有娱乐节目，使来者舒适，有招待意图。后来，才逐渐成为收容和治疗病人的专门机构。

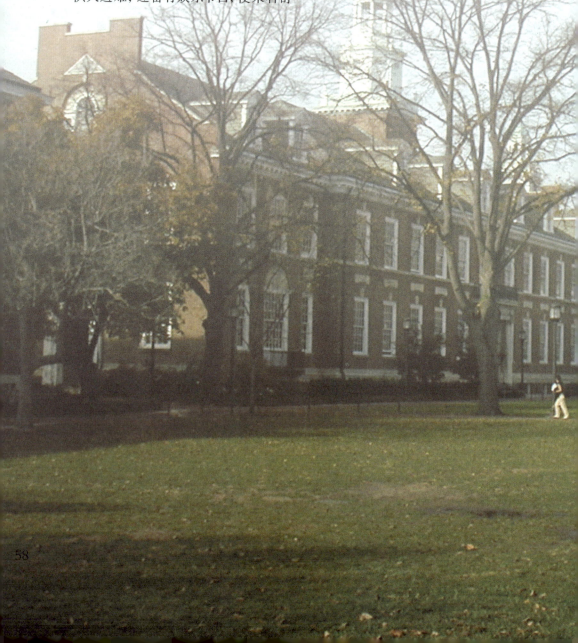

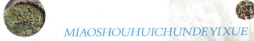

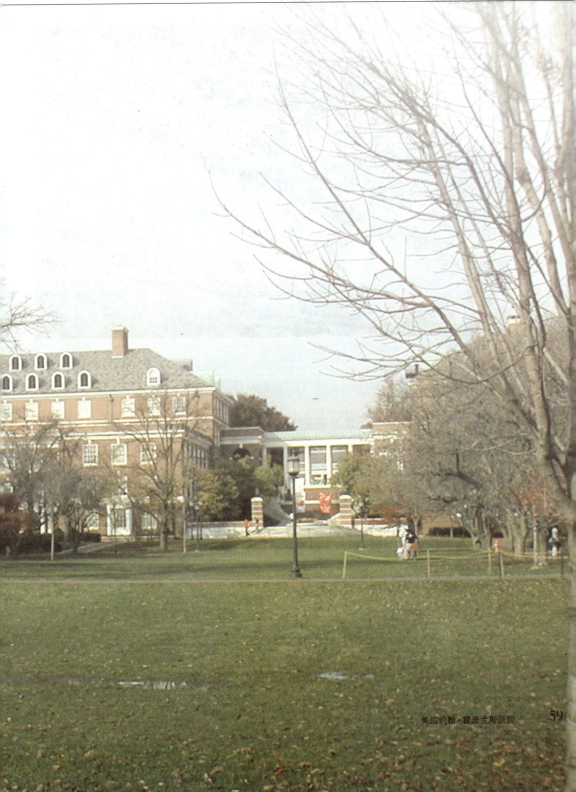

美国约翰·霍普金斯医院

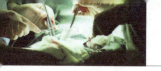

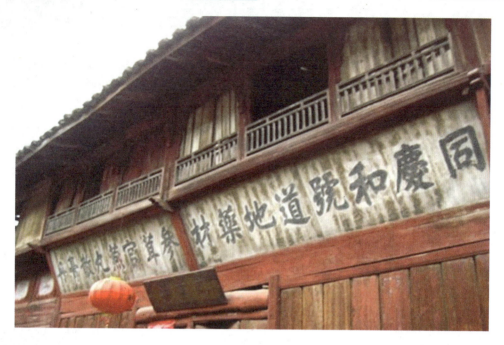

我国医院历史 >

我国是世界上最早设置医院的国家。远在西汉年间，黄河一带瘟疫流行，汉武帝刘彻就在各地设置医治场所，配备医生、药物，免费给百姓治病。汉平帝元始二年(公元2年)，"民疾疫者，舍空邸第，为置医药"，似现在的隔离医院。以上两则史实，均为《汉书》所载。北魏太和二十一年(公元497年)，孝文帝曾在洛阳设"别坊"，供百姓就医。隋代有"病人坊"，收容麻风病人。唐开元二十二年(公元734年)，设有"患坊"，布及长安、洛阳等地，还有悲日院、将理院等机构，收容贫穷的残疾人和乞丐等。

到了宋明年代，医院组织渐趋周密，当时，官方办的医院叫做"安济坊"，私人办的有"养济院"、"寿安院"，慈善机构办的"慈幼局"，分门别类招收和诊疗病人。南宋理宗宝佑年间(公元1253—1258年)，有个叫刘震孙的人，在广东建立过一所"寿安院"，"对辟十室"可容10人，男东女西，界限有别，"诊必工，药必良，烹煎责两童"。此外，治好了则资助之使归家，死亡了则予以掩埋。

世界医院历史 〉

欧洲最早的医院组织，为基督教妇人建于罗马的医疗所，晚于我国5个多世纪。法国的里昂和巴黎两地分别于6世纪和8世纪建立医院，英国伦敦是7世纪。中世纪后，中东与欧洲都大量修建医院。18世纪末叶的资产阶级革命，使医院组织从宗教中有所解脱，获得新发展。西医传入我国，对我国的医药卫生事业发展起了推动作用。元代，阿拉伯医学传入我国，1270年在北京设立"广惠司"，1292年又建立"回回药物院"，为阿拉伯式医院，也是我国最早的西医院和西药房。

1828年，英国传教士高立支在澳门开设了第一个教会医院。

1834年11月，美国传教士伯驾又在广州开办了眼科医院，后改称博济医院。鸦片战争以后，教会医院猛增，至1949年共达340余所，遍布全国各地。解放后，随着人类的进步和科学的发展，我国的医药卫生事业也得到了迅速发展。医院是以诊治病人、照护病人为主要目的的医疗机构，是备有一定数量的病床与设施，通过医务人员的集体协作，对病人及特定人群进行治病防病、健康促进的场所。

1937年杭州广济医院大门口

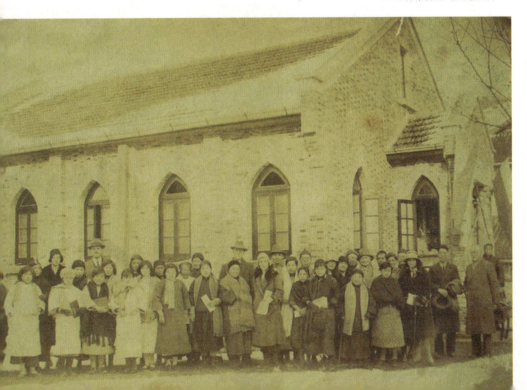

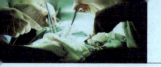

医院文化 〉

医院文化有广义和狭义之分。广义的医院文化泛指医院主体和客体在长期的医学实践中创造的特定的物质财富和精神财富的总和。包括医院硬文化和医院软文化两大方面。医院硬文化主要是指医院内的物质状态：医疗设备、医院建筑、医院环境、医疗技术水平和医院效益等有形的东西，其主体是物。医院软文化是指医院在历史发展过程中形成的具有本医院特色的思想、意识、观念等意识形态和行为模式以及与之相适应的制度和组织结构，其主体是人。医院硬文化是医院软文化形成和发展的基础；而医院软文化一旦形成则对医院硬文化具有反作用。现在，两者是有机整体，彼此相互制约，又互相转换。狭义的医院文化是指医院在长期医疗活动中逐渐形成的以人为核心的文化理论、价值观念、生活方式和行为准则等等，即医院软文化。

挽救生命、造福大众的高尚性；探究和崇尚科学的智慧性；甘冒风险、不顾危险的奉献性；永远与生命和鲜血同在的热情性；协同会诊的团结性；医院文化建设主体的社会性；既是社会文化的组成部分，又是影响社会文化的重要阵地；医院文化要和医院的服务所具有的公益性、事业性、商业性、常规性、突发性等特点相适应；医院的文化不仅仅是给人看的，更重要的一点是能直接促进病人恢复健康的；医院文化建设质量将直接、明显地影响到医院的收诊率和收益性，对医院员工队伍作风、技能素质、团队建设及医院形象和品牌有提升的作用。

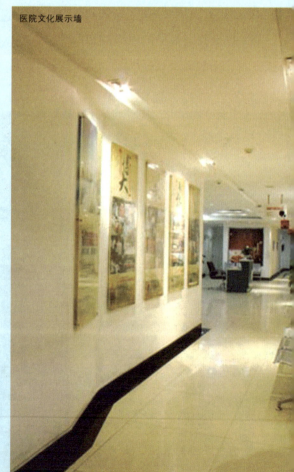

医院文化展示墙

医院人员 >

医院的工作者称为医护人员，或医疗专业人员，按工种可分为临床、医技、后勤等。按类别则可分为医生、护士、技师等。按职称则可分为主任医师（护师、技师）、副主任医师（护师、技师）、主治医师（护师、技师）、医师（护师、技师）、助理医师（护师、技师）。按服务需要他们可分为临床心理师、职能治疗师、物理治疗师、医检师、医事放射师、呼吸治疗师、营养师或助产师等。

三甲医院 >

三级医院是现在中国医院级别中最高的，一般是最大的综合医院或者专科医院。三级医院里还分甲、乙、丙三类，三级甲等医院是三级医院里级别最高的。

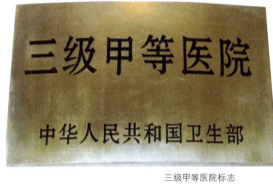

三级甲等医院标志

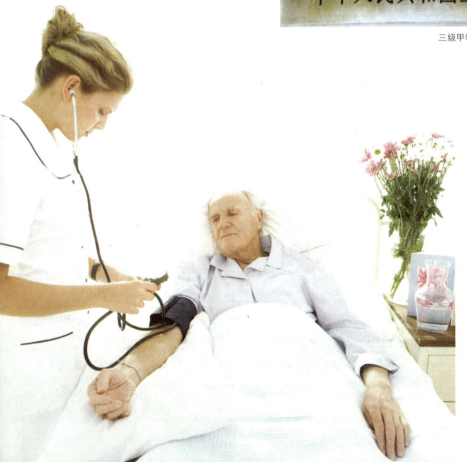

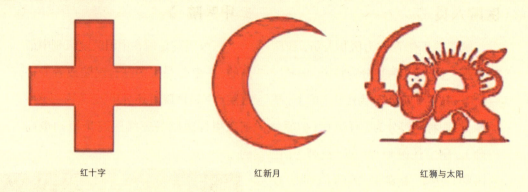

红十字   红新月   红狮与太阳

医院标志 〉

现行的1949年8月12日四项日内瓦公约，正式承认三种战地救护识别标志，即红十字、红新月、红狮与太阳。1982年，红狮与太阳标准被取消。武装部队医疗部门，在战地服务过程中，使用这类标志标明所属的医疗器材、人员、车辆、船只、飞行器、房舍等，都受到日内瓦公约的保护，不得随意攻击。现将有关情况分述如下：

● 红十字的由来和类别

红十字作为救护团体（即红十字会）识别标志，始于 1863 年 10 月，采用"白底红十字的臂章体为伤兵救护团体志愿人员的识别标志"。随后的日内瓦公约更加具体化，明文指出红十字标志系掉转瑞士国旗的颜色而成。之所以这样做是为了对瑞士表示敬意，因为瑞士的日内瓦是红十字会的发祥地。由此可见，红十字标志与宗教迷信没有任何联系。

红十字标志通常是由五个大小相等的红色正方形拼合成。国际红十字的规章，对红十字标志本身的大小、比例并没有严格的规定，只说明两条红色长方条成垂直相交，中心至各端的长短相等就行了。我们常见的红十字标志，因人因地而异，规格不尽统一，原因就在于此。当然，最好还是前述五个正方形投合的方式制作，比较合乎大家都赞同的标准。

1876 年，正在同沙俄交战的土耳其政府通知瑞士联邦委会说，"红十字标志冒犯了该国士兵的宗教信仰，"该国陆军已采用红新月标志代替红十字标志标明他们所使用的救护车。土耳其的做法，随后为一些阿拉伯和伊斯兰教占优势的国家仿效，它们也相继采用了红新月标志。

为什么红十字标志冒犯了土耳其士兵的宗教信仰呢？要解释清楚这个问题，我们得简略地回顾一小段世界史。在 11 世纪至 13 世纪之间，西欧信奉基督教，各国的王公、贵族、传教士企图从回教徒手中夺回圣城耶路撒冷和基督圣地，曾多次集合教徒，前仆后继，进行十字军东征（最著名的有 8 次之多），当时他们所使用的旗帜就是以耶稣基督受刑的十字架作为标志。十字军东征虽以失败而告终，但自此以后信奉伊斯兰教的国家即视十字架为禁物，忌讳使用。这种思想情绪，自然而然地就反映在红十字标志的使用上来了。可是，像黎巴嫩、印度尼西亚、孟加拉这样一些伊斯兰教影响较强的国家，却没有采用红新月标志，仍沿用多数国家使用的红十字标志。

红新月标志，有向左和向右弯曲两种形式，国际红十字一般采用向右弯曲的红新月。至于标志的大小规格，跟红十字标志一样，迄今尚没有统一的标准模式可以遵循。

伊朗从 1923 年起采用红狮与太阳作为该国红十字组织的标志。但伊朗革命后，于 1980 年 7 月 4 日正式通告国际红十字会，放弃使用红狮与太阳标志，改用红新月标志。因此，到 1980 年 7 月，1949 年四项日内瓦公约所承认的三种红十字标志，实际上只存在红十字与红新月两种了。在报刊文章里，有时我们还见到"红十字组织使用三种不同标志"的说法，显然由于信息闭塞，已与事实不符了。

目前，在各国红十字会与红新月会国际联合会协会的 144 个成员中，使用红十字标志的有 119 个，使用红新月标志的有 24 个，在国际组织中，红十字会与红新月会国际联合会是唯一可以同时使用两种标志的组织。是同时使用两种标志的唯一红十字组织。

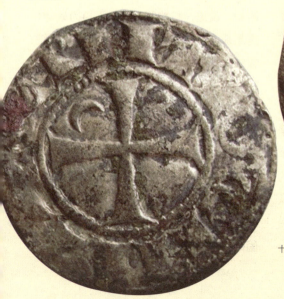

十字军东征时期银币

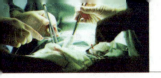

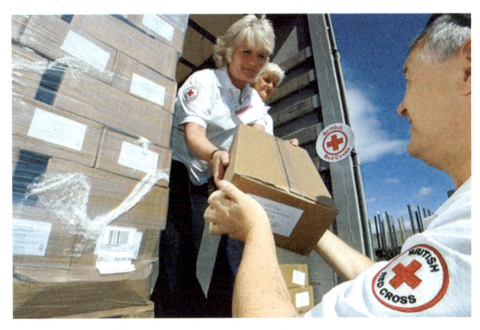

• 红十字标志的使用

按照 1949 年 8 月 12 日第一项日内瓦公约第 44 条的规定，红十字标志（红新月标志同样适用）具有保护和说明两种截然不同的性质。前者指使用标志的人员、器材、车辆、机构等，受到公约有关条款的保护；后者只是说明或表明使用标志的人员或某种东西，只是与红十字会有关系，或从属于红十字会，并不受公约的保护。红十字标志的使用，首先是军事当局的权限，特别是武装部队医疗部门的权限。据此，红十字标志的使用，一般应由有关军事当局授权，不得使用于以营利为目的的商业活动。在战时，这种授权特别给予从事救护伤病员的军队医疗队，即它的人员在战地救护过程中可以佩戴红十字臂章；它的救护车、医院船、医疗飞机、医院等可以悬挂红十字旗帜；它的医疗器材可以贴上红十字标志等等。交战双方应按公约给予保护，不得有违。但是，这些人员、器材、设施、机构等，一旦不再为战地伤病员服务，就不再受公约的保护；医院、救护车等如用于掩护或运送作战部队，那就构成违犯公约的行为了。

日内瓦公约参加国，根据公约的要求制定了严格的国内立法，明确规定了红十字标志的使用方法。一般来讲，红十字会无权使用保护性质的标志，但在和平时期它可以根据国内立法的规定，使用红十字标志，当然这种使用不含有任何保护意义。国际红十字会规定，各国红十字会会员、青少年会员、红十字会训练的急救员、卫生员等，均可佩戴红十字证章、肩章、领章、胸章、帽徽、别针等，最好在这类证章等的红十字标志周围镶饰些花纹，或铸刻上佩戴人员类别字样。标志尤应尽量小些，不宜过大。红十字会全部占用的房舍，也可涂有红十字标志，或悬挂红十字旗帜；一部分占用的，只在占用部分的办公室悬挂红十字标志；如属红十字会所有而未占用的房舍，只能悬挂不带标志的会牌。其他如救护车、急救站等，如系红十字会所有并由红十字会在使用，也可涂上有或悬挂红十字标志。红十字会的出版物，或募捐时出售的物品，也可印上红

十字标志。向灾民免费散发的救济品，也可印上红十字标志。运往国外的救济物资，贴上红十字标志，还可以得到减免运输费的优惠待遇，特别是紧急救济物资还能优先抢运。非红十字会组织使用标志，事先须得到有关当局和红十字会的同意，不得自行其是。

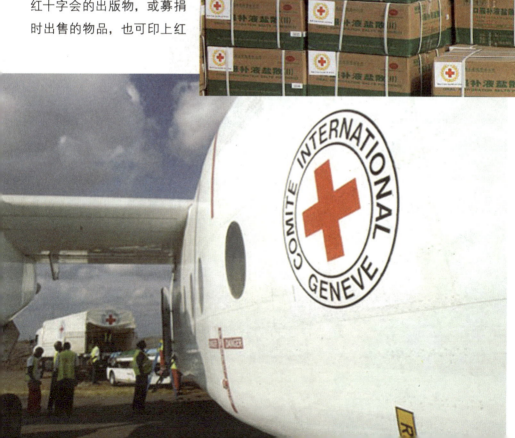

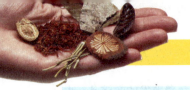

● 中国古代的医学家及其贡献

神农氏 ＞

　　神农氏本为姜水流域姜姓部落首领，后发明农具以木制耒，教民稼穑饲养、制陶纺织及使用火，功绩显赫，以火得王，故为炎帝，世号神农，并被后世尊为农业之神。

　　所谓"姜"，就是牧羊人，"女"字底显示出这个姓氏有着古老的母系社会的遗存。所以，我们可以认定姜氏出自于一个游牧或者半游牧的民族。纵观神农氏起源地各有争议，南方各地显然属于附会，唯有宝鸡符合这一要求。所以我们可以认定，神农氏是宝鸡人。神农有八世和一人两说，八世说中，前两任神农葬在出生地宝鸡，第八世葬于南方；一人说中，神农葬于宝鸡。

　　继伏羲以后，神农氏是又一个对

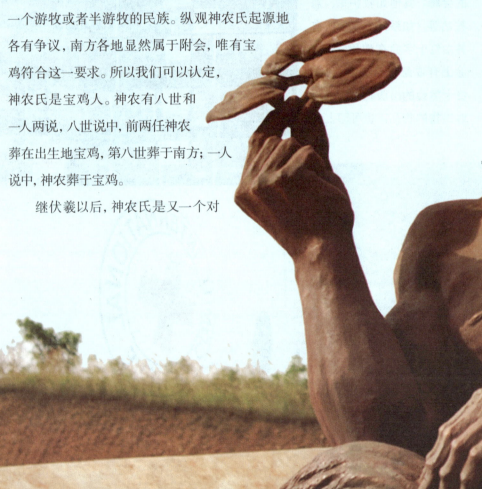

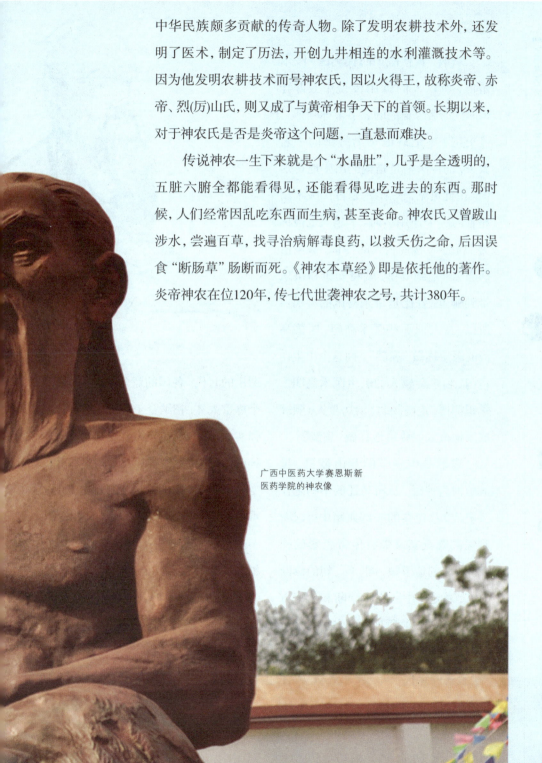

中华民族颇多贡献的传奇人物。除了发明农耕技术外，还发明了医术，制定了历法，开创九井相连的水利灌溉技术等。因为他发明农耕技术而号神农氏，因以火得王，故称炎帝、赤帝、烈(厉)山氏，则又成了与黄帝相争天下的首领。长期以来，对于神农氏是否是炎帝这个问题，一直悬而难决。

传说神农一生下来就是个"水晶肚"，几乎是全透明的，五脏六腑全都能看得见，还能看得见吃进去的东西。那时候，人们经常因乱吃东西而生病，甚至丧命。神农氏又曾跋山涉水，尝遍百草，找寻治病解毒良药，以救夭伤之命，后因误食"断肠草"肠断而死。《神农本草经》即是依托他的著作。炎帝神农在位120年，传七代世袭神农之号，共计380年。

广西中医药大学赛恩斯新
医药学院的神农像

69

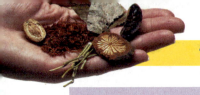

扁鹊 〉

扁鹊，春秋战国时代名医，医术精湛，所以人们就用传说中上古轩辕时代的名医扁鹊的名字来称呼他。《史记》中记载他是渤海郡的一名大夫，而卢医则是指他的出生地在卢国。由此可见，"扁鹊"是古代医术高超者的一个通用名词。秦越人也被称为"扁鹊"，按照古人的传说，医生治病救人，走到哪里，就将安康和快乐带到哪里，好比是带来喜讯的喜鹊，所以，古人把那些医术高超、医德高尚的医生称做"扁鹊"。而这个出生在卢国、名叫秦越人的医生医术高明、学识渊博、走南闯北、治病救人，顺理成章地被人们尊敬地称做"扁鹊"。

扁鹊是中医学的开山鼻祖。世人敬他为神医。从司马迁的不朽之作《史记》及先秦的一些典籍中可以看到扁鹊既真实又带有传奇色彩的一生。扁鹊创造了望、闻、问、切的诊断方法，奠定了中医临床诊断和治疗方法的基础。扁鹊所处的年代，正是生产力迅速发展和社会发生着激烈变革、动荡的年代，也是人才流动，人才

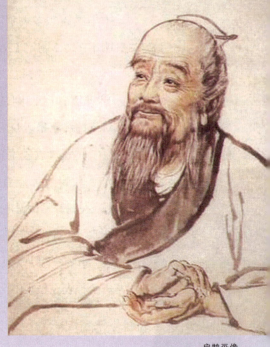

扁鹊画像

辈出的时代，各国的竞争机制，形成了一个尊重人才、招纳贤士的社会风尚。为增强实力，各国都在笼络有用之材。秦国地处西陲，被中原诸侯以夷翟遇之。为了改变这种状况，秦国的几位先公先王，非常重视从东方各国招徕人才。为广招贤能，秦国采取了兼收并取之法，为各类人才创造了一个各显其能的用武之地。秦国除重视治理国家的人才外，对医生也很尊重。《庄子·列御寇》载："秦王有病，招医，破费溃痤者得车一乘，所治愈下，而所得愈多。"给予医生以极好的待遇，

各国名医纷纷到秦。扁鹊就是在这种情况下成为秦人的。

扁鹊精于内、外、妇、儿、五官等科，应用砭刺、针灸、按摩、汤液、热熨等法治疗疾病，被尊为医祖。相传扁鹊曾医救虢太子，扁鹊死后，虢太子感其再造之恩，收其骨骸而葬之，墓位于今永济市清华镇东。扁鹊年轻时虚心好学，刻苦钻研医术。他把积累的医疗经验，用于平民百姓，周游列国，到各地行医，为民解除痛苦。扁鹊是中国传统医学的鼻祖，中医理论的奠基人。因为扁鹊一生游历四方，去过很多地方，以至于关于扁鹊的籍贯有一些争议。有古书记载的是渤海莫人（今河北任丘）《扁鹊见蔡桓公》写到渤海莫人。唐朝张守节的《史记正义》引《黄帝八十一难》说："（秦越人）家于卢国，因命之曰卢医也。"卢国，在今山东长清。

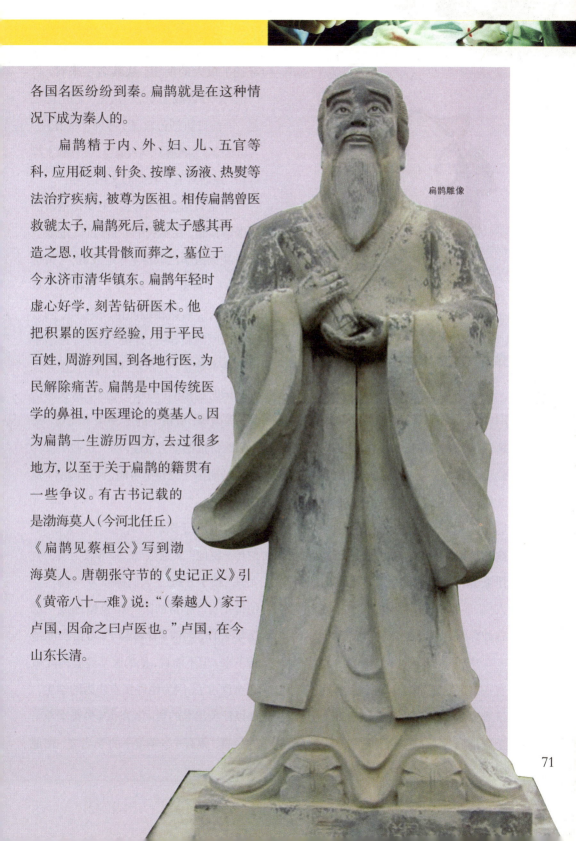

扁鹊雕像

71

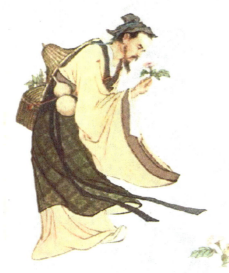

华佗采药像

华佗 ＞

华佗生活的时代，当是东汉末年三国初期。那时，军阀混乱，水旱成灾，疫病流行，人民处于水深火热之中。当时一位著名诗人王粲在其《七哀诗》里，写了这样两句："出门无所见，白骨蔽平原"。这就是当时社会境况的真实写照。目睹这种情况，华佗非常痛恨作恶多端的封建豪强，十分同情受压迫受剥削的劳动人民。为此，他不愿做官，宁愿持金箍铃到处奔跑，为人民解脱疾苦。

华氏家族本是一个望族，其后裔中有一支定居于谯县以北十余里处一个风景秀丽的小华庄（今谯城区华佗镇）。至华佗时家族已衰微，但家族中对华佗寄托了很大的期望。从其名字来看，名"佗"，乃负载之意，"元化"是化育之意。华佗自幼刻苦攻读，习诵《尚书》、《诗经》、《周易》、《礼记》、《春秋》等古籍，逐渐具有了较高的文化素养。

华佗行医，并无师传，主要是精研前代医学典籍，在实践中不断钻研、进取。当时我国医学已取得了一定成就，《黄帝内经》、《黄帝八十一难经》、《神农本草经》等医学典籍相继问世，望、闻、问、切四诊原则和导引、针灸、药物等诊治手段已基本确立和广泛运用；而古代医家，如战国时的扁鹊，西汉的仓公，东汉的涪翁、程高等，所留下的不慕荣利富贵、终生以医济世的动人事迹，所有这些不仅为华佗精研医学提供了可能，而且陶冶了他的情操。

华佗精于医药的研究。《后汉书·华佗传》说他"兼通数经，晓养性之术"，尤其"精于方药"。人们称他为"神医"。他曾把自己丰富的医疗经验整理成一部医学著作，名曰《青囊经》，可惜没能流传下来。但不能说，他的医学经验因此就完全湮没了。因为他许多有作为的学生，如以针灸出名的樊阿，著有《吴普本草》的吴普，著有《本草经》的李当之，把他

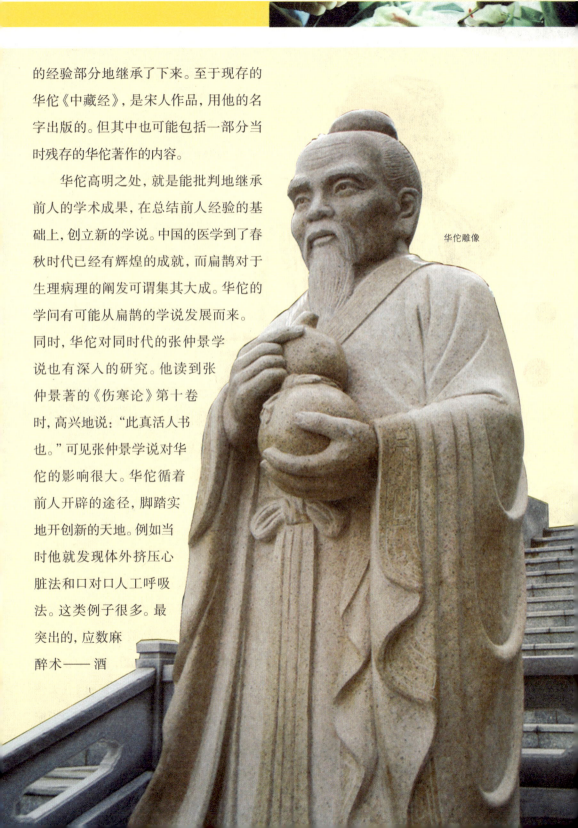

的经验部分地继承了下来。至于现存的华佗《中藏经》，是宋人作品，用他的名字出版的。但其中也可能包括一部分当时残存的华佗著作的内容。

华佗高明之处，就是能批判地继承前人的学术成果，在总结前人经验的基础上，创立新的学说。中国的医学到了春秋时代已经有辉煌的成就，而扁鹊对于生理病理的阐发可谓集其大成。华佗的学问有可能从扁鹊的学说发展而来。同时，华佗对同时代的张仲景学说也有深入的研究。他读到张仲景著的《伤寒论》第十卷时，高兴地说："此真活人书也。"可见张仲景学说对华佗的影响很大。华佗循着前人开辟的途径，脚踏实地开创新的天地。例如当时他就发现体外挤压心脏法和口对口人工呼吸法。这类例子很多。最突出的，应数麻醉术——酒

华佗雕像

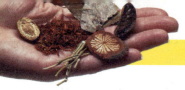

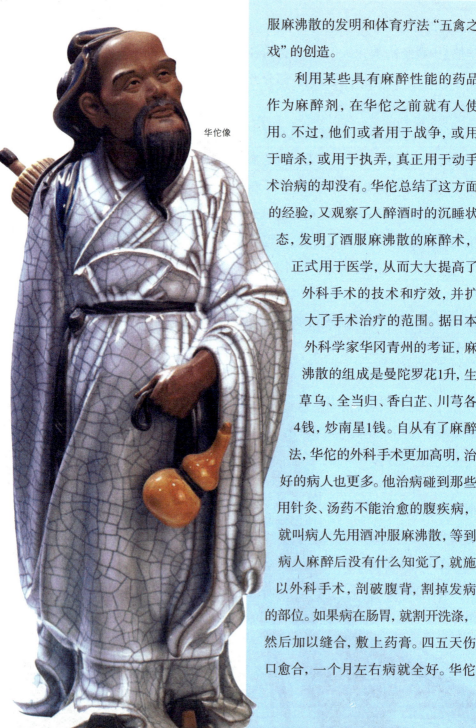

华佗像

服麻沸散的发明和体育疗法"五禽之戏"的创造。

利用某些具有麻醉性能的药品作为麻醉剂，在华佗之前就有人使用。不过，他们或者用于战争，或用于暗杀，或用于执弄，真正用于动手术治病的却没有。华佗总结了这方面的经验，又观察了人醉酒时的沉睡状态，发明了酒服麻沸散的麻醉术，正式用于医学，从而大大提高了外科手术的技术和疗效，并扩大了手术治疗的范围。据日本外科学家华冈青州的考证，麻沸散的组成是曼陀罗花1升，生草乌、全当归、香白芷、川芎各4钱，炒南星1钱。自从有了麻醉法，华佗的外科手术更加高明，治好的病人也更多。他治病碰到那些用针灸、汤药不能治愈的腹疾病，就叫病人先用酒冲服麻沸散，等到病人麻醉后没有什么知觉了，就施以外科手术，剖破腹背，割掉发病的部位。如果病在肠胃，就割开洗涤，然后加以缝合，敷上药膏。四五天伤口愈合，一个月左右病就全好。华佗在当时已能做肿瘤摘除和胃肠缝合一类的外科手术。一次，有个推车的病人，曲着脚，大喊肚子痛。不久，气息微弱，喊痛的声音也渐渐小了。华佗切他的脉，按他的肚子，断定病人患的是肠痈。因病势凶险，华佗立即给病人用酒冲服"麻沸散"，待麻醉后，又给他开了刀。这个病人经过治疗，一个月左右病就好了。他的外科手术，得到历代的推崇。明代陈嘉谟的《本草蒙筌》引用《历代名医图赞》中的一诗作了概括："魏有华佗，设立疮科，剔骨疗疾，神效良多"。华佗医术十分精湛，他首创用全身麻醉法施行外科手术，被后世尊之为"外科鼻祖"。他不但精通方药，而且在针术和灸法上的造诣也十分令人钦佩。他每次在使用灸法的时候，不过取一两个穴位，灸上七八壮，病就好了。用针刺治疗时，也只针一两个穴位，告诉病人针感会达到什么地方，然后针感到了他说过的地方后，病人就说"已到"，他就拔出针来，病也就立即好了。另外，他创用了夹脊穴，"……点背数十处，相去一寸或五寸……灸处夹脊一寸上下"。如果有病邪郁结在体内，针药都不能直接达到，他就采用外科手术的方法祛除病患。他所使用的"麻沸散"是世界医学史上最早的麻醉剂。华佗采用酒服"麻沸散"施行腹部手术，开创了全身麻醉手术的先例。这种全

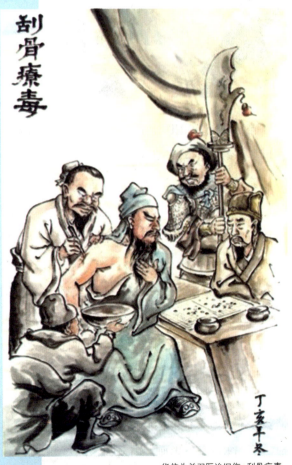

华佗为关羽医治旧伤，刮骨疗毒

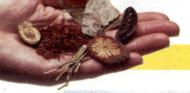

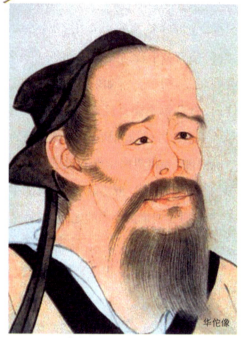

华佗像

他创编的"五禽戏",就是模仿五种动物的形态、动作和神态,来舒展筋骨,畅通经脉。五禽,分别为虎、鹿、熊、猿、鸟,常做五禽戏可以使手足灵活,血脉通畅,还能防病祛病。他的学生吴普采用这种方法强身,活到了90岁还是耳聪目明,齿发坚固。五禽戏是一套使全身肌肉和关节都能得到舒展的医疗体操。华佗认为"人体欲得劳动,……血脉流通,病不得生,譬如户枢,终不朽也"。五禽戏的动作是模仿虎的扑动前肢、鹿的伸转头颈、熊的伏倒站起、猿的脚尖纵跳、鸟的展翅飞翔等。相传华佗在许昌(县名,在河南省)时,天天指导许多瘦弱的人在旷地上做这个体操,说:"大家可以经常运动,用以除疾,兼利蹄足,以当导引。体有不快,起作一禽之戏,怡而汗出,因以着粉,身体轻便而欲食"。

身麻醉手术,在我国医学史上是空前的,在世界医学史上也是罕见的创举。

除了在医疗体育方面有着重要贡献,创立了著名的五禽戏外,华佗还善于应用心理疗法治病。华佗是一名能运用心理疗法治疗疾病的专家。一次,一位太守请他看病,华佗认为经过一次大怒之后,他的病就会好。于是他接受了许多财物,却不给他好好看病,不久又弃他而去,并留下了封书信骂他。太守大怒,让人去追,他的儿子知道事情的真相,便悄悄拦住了去追赶他的人。太守在极度愤恨之下,吐出了几升黑血,病很快就好了。

公元208年,曹操操纵朝政,自任丞相,总揽军政大权,遂要华佗尽弃旁务,长留府中,专做他的侍医。对以医济世作为终身抱负的华佗来说,要他隔绝百姓,专门侍奉一个权贵,自然是不愿意的。何况,曹操早年为报父仇,讨伐徐州的陶谦,坑杀徐州百姓数万人,尸体壅塞,泗水为之不流,接着又连屠取虑、夏丘诸县，所过"鸡犬亦尽，墟邑无复行人"。徐州是华佗后期行医和居住之地，与百姓休戚与共，内心岂不愤慨！因而决心离开曹操，便托故暂回家乡，一去不归。据《三国志》记载，华佗回家后，曹操曾经多次写信催他回来，还曾命令郡县官员将华佗遣送回来，但是华佗均以妻病为由而不从。曹操恼羞成怒，遂以验看为名，派出专使，将华佗押解许昌，严刑拷问。面对曹操的淫威，华佗坚贞不屈，矢志不移。曹操益怒，欲杀华佗。虽有谋士一再进谏，说明华佗医术高超，世间少有，天下人命所系重，望能予以宽容，但曹操一意孤行，竟下令在狱中处决。华佗临死，仍不忘济世救民，将已写好的《青囊经》取出，交狱吏说："此书传世，可活苍生。"狱吏畏罪，不敢受书。华佗悲愤之余，只得将医书投入火中，一焚了之。后来，曹操的头风病几次发作，诸医束手，他仍无一丝悔意，还说，"佗能愈吾疾，然不为吾根治，想以此要挟，吾不杀他，病亦难愈。"直到这年冬天，曹操的爱子曹冲患病，诸医无术救治而死，这时曹操才悔恨地说："吾悔杀华佗，才使此儿活活病死。"华佗被害至今已1800多年了，但人民还永远怀念他。江苏徐州有华佗纪念墓；沛县有华祖庙，庙里的一副对联，抒发了作者的情，总结了华佗的一生：

"医者剖腹，实别开岐圣门庭，谁知狱吏庸才，致使遗书归一炬士贵洁身，岂屑侍奸雄左右，独憾史臣曲笔，反将厌事谤千秋。"

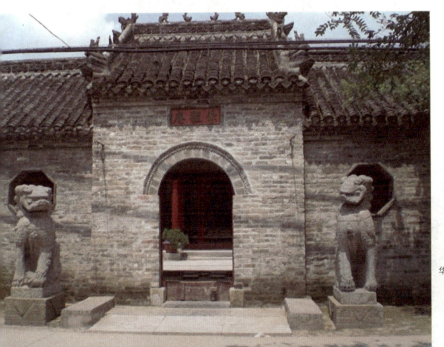

华祖庙

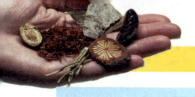

张仲景 >

张仲景，东汉末年著名医学家，被称为医圣。相传曾举孝廉，做过长沙太守，所以有张长沙之称。张仲景广泛收集医方，写出了传世巨著《伤寒杂病论》。它确立的辨证论治原则，是中医临床的基本原则，是中医的灵魂所在。在方剂学方面，《伤寒杂病论》也做出了巨大贡献，创造了很多剂型，记载了大量有效的方剂。其所确立的六经辨证的治疗原则，受到历代医学家的推崇。这是中国第一部从理论到实践、确立辨证论治法则的医学专著，是中国医学史上影响最大的著作之一，是后学者研习中医必备的经典著作，广泛受到医学生和临床大夫的重视。

张仲景出生在没落的官僚家庭，其父亲张宗汉是个读书人，在朝廷做官。由于家庭的特殊条件，使他从小有机会接触到许多典籍。他也笃实好学，博览群书，并且酷爱医学。他从史书上看到扁鹊望诊齐桓公的故事，对扁鹊高超的医术非常钦佩。"余每

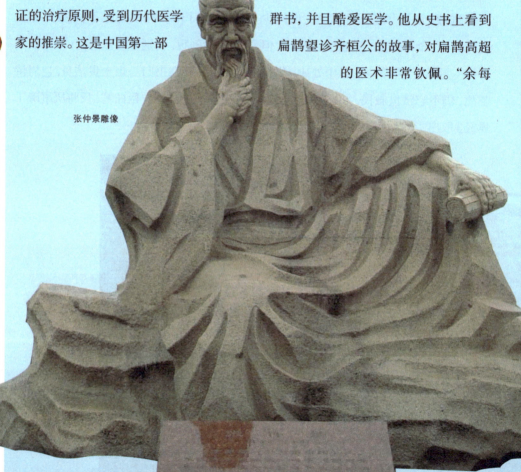

张仲景雕像

览越人人虢之诊，望齐侯之色，未尝不慨然叹其才秀也。"从此他对医学发生了浓厚的兴趣，这也为他后来成为一代医学大师奠定了基础。当时社会，政治黑暗，朝政腐败，农民起义此起彼伏，兵祸绵延，到处都是战乱，黎民百姓饱受战乱之灾，加上疫病流行，很多人死于非命，真是"生灵涂炭，横尸遍野"，惨不忍睹。而官府衙门不想办法解救，却在一味地争权夺势，发动战争，欺压百姓。这使张仲景从小就厌恶官场，轻视仕途，怜悯百姓，萌发了学医救民的愿望。汉桓帝延熹四年（公元161年），他10岁左右时，就拜同郡医生张伯祖为师，学习医术。张伯祖当时是一位有名的医家，他性格沉稳，生活简朴，对医学刻苦钻研。每次给病人看病、开方，都十分精心，深思熟虑。经他治疗过的病人，十有八九能痊愈，他很受百姓尊重。张仲景跟他学医非常用心，无论是外出诊病、抄方抓药，还是上山采药、回家炮制，都不怕苦不怕累。张伯祖非常喜欢这个学生，把自己毕生行医积累的丰

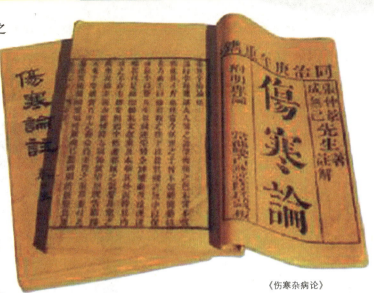

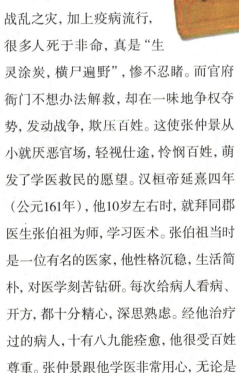

《伤寒杂病论》

富经验，毫无保留地传给他。比张仲景年长的一个同乡何颙对他颇为了解，曾说："君用思精而韵不高，后将为良医。"意思是说张仲景才思过人，善思好学，聪明稳重，但是没有做官的气质和风采，不宜做官，只要专心学医，将来一定能成为有名的医家。何颙的话更加坚定了张仲景学医的信心，从此他学习更加刻苦。他博览医书，广泛吸收各医家的经验用于临床诊断，进步很大，很快便成了一个有名气的医生，以至"青出于蓝而胜于蓝"，超过了他的老师。当时的人称赞他"其识用精微过其师"。

张仲景提倡"勤求古训"，认真学习和总结前人的理论经验。他曾仔细研读

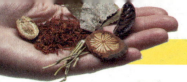

过《素问》、《灵枢》、《难经》、《阴阳大论》、《胎胪药录》等古代医书。其中《素问》对他的影响最大。《素问》说："夫热病者，皆伤寒之类也。"又说"人之伤于寒也，则为病热"。张仲景根据自己的实践对这个理论作了发展。他认为伤寒是一切热病的总名称，也就是一切因为外感而引起的疾病，都可以叫做"伤寒"。他还对前人留下来的"辨证论治"的治病原则，认真地加以研究，从而提出了"六经论伤寒"的新见解。他除了"勤求古训"，还"博采众方"，广泛搜集古今治病的有效方药，甚至民间验方也尽力搜集。他对民间喜用针刺、灸烙、温熨、药摩、坐药、洗浴、润导、浸足、灌耳、吹耳、舌下含药，人工呼吸等多种具体治法都一一加以研究，广积资料。经过几十年的奋斗，张仲景收集了大量资料，包括他个人在临床实践中的经验，写出了《伤寒杂病论》十六卷（又名《伤寒卒病论》）。这部著作在公元205年左右写成而"大行于世"。到了晋代，名医王叔和加以

整理。到了宋代，才渐分为《伤寒论》和《金匮要略》二书。《金匮要略》就是该书的杂病部分。

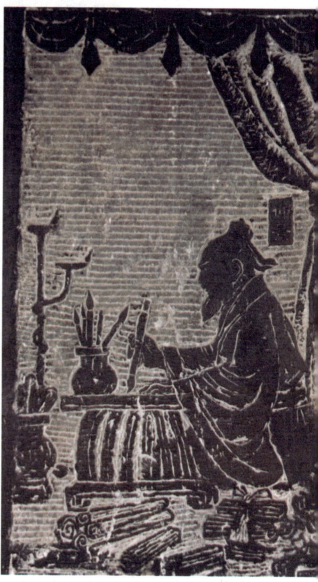

张仲景著书立说画像

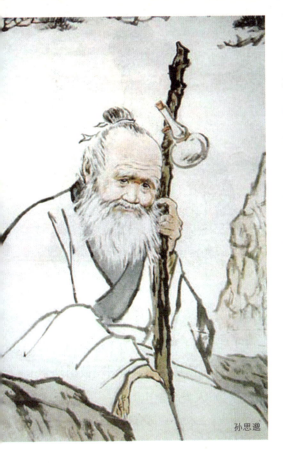

孙思邈

孙思邈

孙思邈，生于北周大统三年（公元581年），卒于唐永淳元年（公元682年），享年102岁（有的考证活了141岁）。

孙思邈幼年体弱多病，汤药之资而罄尽家产。他自幼聪明过人，日诵千言，西魏大将独孤信赞其为"圣童"。他通晓诸子百家，博涉经史学术，兼通佛典。

由于幼年多病，18岁立志学医，20岁即为乡邻治病。他对古典医学有深刻的研究，对民间验方十分重视，一生致力于医学临床研究，对内、外、妇、儿、五官、针灸各科都很精通，有24项成果开创了我国医药学史上的先河，特别是论述医德思想、倡导妇科、儿科、针灸穴位等都是先人未有。一生致力于药物研究，曾上峨嵋山、终南山，下江州，隐居太白山等地，边行医，边采集中药、边临床试验，他是继张仲景之后中国第一个全面系统研究中医药的先驱者，为祖国的中医发展建树了不可磨灭的功德。

孙思邈医德高尚。他认为，医生须以解除病人痛苦为惟一职责，其他则"无欲无求"，对病人一视同仁"皆如至尊"，"华夷愚智，普同一等"。他身体力行，一心赴救，不慕名利，用毕生精力实现了自己的医德思想，是我国医德思想的创始人，被西方称之为"医学论之父"，与希波克拉底齐名的世界三大医德名人之一，中国古代当之无愧的著名科学家和思想家。孙思邈一生淡泊名利，多次推却做官召请。周宣帝时，征召他为国子博士，唐太宗欲授于爵位，唐高宗欲拜谏议大夫，他都固辞不受，一心致力于医学。

81

孙思邈一生勤于著书，晚年隐居于京兆华原（今陕西铜川市耀州区）五台山（药王山）专心立著，直至白首之年，未尝释卷。一生著书80多种，其中以《千金药方》、《千金翼方》影响最大，两部巨著60卷，药方论6500首。《千金药方》和《千金翼方》合称为《千金方》，它是唐代以前医药学成就的系统总结，被誉为我国最早的一部临床医学百科全书，对后世医学的发展影响很深远。

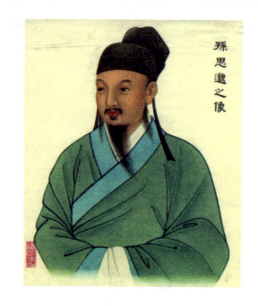

孙思邈是中华医学发展先河中一颗璀璨夺目的明星，在中外医学史上立下不可磨灭的功勋，千余年来一直受到人们的高度评价和崇拜。唐太宗李世民赞孙思邈"凿开径路，名魁大医。羽翼三圣，调合四时。降龙伏虎，拯衰救危。巍巍堂堂，百代之师"。宋徽宗敕封为"妙应真人"，被后世尊称为"药王"。现今我国各地都有祠堂纪念。陕西耀县药王故里孙原村现存有药王孙思邈诞生遗址、幼读遗址、药王墓及孙氏茔园，药王碑苑和宏伟壮观的药王纪念中心药王祠堂，每年农历二月二开展规模宏大的药王孙思邈文化节纪念活动。平时有来自日本、台湾、香港和全国各地的游客络绎不绝。

药王孙思邈对我国医药学贡献的"第一"：

1．医学巨著《千金方》是我国历史上第一部临床医学百科全书，被国外学者推崇为"人类之至宝"；

2．第一个完整论述医德的人；

3．第一个倡导建立妇科、儿科的人；

4．第一个麻风病专家；

5．第一个发明手指比量取穴法；

6．第一个创绘彩色《明堂三人图》；

7．第一个将美容药推向民间；

8．第一个创立"阿是穴"；

9．第一个扩大奇穴，选编针灸验方；

10. 第一个提出复方治病；

11. 第一个提出多样化用药外治牙病；

12. 第一个提出用草药喂牛，而使用其牛奶治病的人；

13. 第一个提出"针灸会用，针药兼用"和预防"保健灸法"；

14. 系统、全面、具体论述药物种植、采集、收藏的第一人；

15. 第一个提出并试验成功野生药物变家种；

16. 首创地黄炮制和巴豆去毒炮制方法；

17. 首用胎盘粉治病；

18. 最早使用动物肝治眼病，现在证明富含维生素A；

19. 第一个治疗脚气病并最早用细谷糠麦麸皮煎汤煮粥食用预防脚气病和脚气病的复发，比欧洲人早1000年，现在证明富含维生素B_1；

20. 首创以砷剂（雄黄等）治疗疟疾病，比英国人用砒霜制成的孚勒氏早100年；

21. 第一个提出"防重于治"的医疗思想；

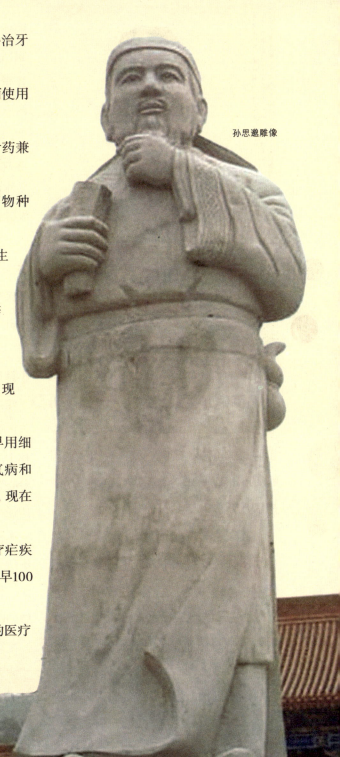

孙思邈雕像

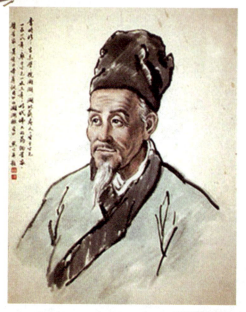

李时珍画像

李时珍 ＞

李时珍（1518年—1593年），字东璧，号濒湖，晚年自号濒湖山人，湖北蕲州（今湖北省蕲春县蕲州镇）人，汉族，生于明武宗正德十三年农历五月二十六（儒略历1518年7月3日，合新历7月13日），卒于神宗万历二十二年（公元1593年）。

其父李言闻是当地名医，李时珍继承家学，尤其重视本草，并富有实践精神，肯于向劳动人民群众学习，李时珍38岁时，被武昌的楚王召去任王府"奉祠正"，兼管良医所事务。3年后，又被推荐上京任太医院判。太医院是专为宫廷服务的医疗机构，当时被一些庸医弄得乌

烟瘴气。李时珍在此只任职了一年，便辞职回乡。李时珍曾参考历代有关医药及其学术书籍800余种，结合自身经验和调查研究，历时27年编成《本草纲目》一书，是中国明朝时药物学的总结性巨著。该书在国内外均有很高的评价，已有几种文字的译本或节译本。李时珍另著有《濒湖脉学》。

李家世代业医，祖父是"铃医"；父亲李言闻，号月池，是当地名医。那时，民间医生地位很低。李家常受官绅的欺侮。因此，父亲决定让二儿子李时珍读书应考，以便一朝功成，出人头地。李时珍自小体弱多病，然而性格刚直纯真，对空洞乏味的八股文不屑于学。自14岁中了秀才后的9年中，其三次到武昌考举人均名落孙山。于是，他放弃了科举做官的打算，专心学医，向父亲求说并表明决心："身如逆流船，心比铁石坚。望父全儿志，至死不怕难。"李月池在冷酷的事实面前终于醒悟了，同意儿子的要求，并精心地教他。不几年，李时珍果然成了一名很有名望的医生。

在他父亲的启示下，李时珍认识到，"读万卷书"固然需要，但"行万里路"更不可少。于是，他既"搜罗百氏"，又

"采访四方"，深入实际进行调查。李时珍穿上草鞋，背起药筐，在徒弟庞宪、儿子建元的伴随下，远涉深山旷野，遍访名医宿儒，搜求民间验方，观察和收集药物标本。

他首先在家乡蕲州一带采访，后来，他多次出外采访。除湖广外，还到过江西、江苏、安徽等地，均州的太和山也到过。后人为此写了"远穷僻壤之产，险探麓之华"的诗句，描述他远途跋涉，四方采访的生活。李时珍每到一地，就虚心地向当地人请教，其中有采药的，种田的，捕鱼的，砍柴的，打猎的，热情地帮助他了解各种各样的地方药物。比如芸苔，是治病常用的药，但究竟是什么样的？《神农本草经》说不明白，各家注释也搞不清楚。李时珍问一个种菜的老人，在他指点下，又察了实物，才知道芸苔实际上就是油菜。这种植物，头一年下种，第二年开花，种子可以榨油。于是，这种药物，便在他的《本草

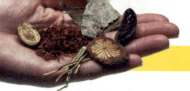

纲目》中一清二楚地解释出来了。

　　不论是在四处采访中，还是在自己的药圃里，李时珍都非常注意观察药物的形态和生长情况。蕲蛇，即蕲州产的白花蛇，入药有医治风痹、惊搐、癣癞等功用。李时珍早就曾研究它，但开始只从蛇贩子那里观察。内行人提醒他，那是从江南兴国州山里捕来的，不是真的蕲蛇。那么真正蕲蛇的样子又是怎么样的呢？他请教一位捕蛇的人，那人告诉他，蕲蛇牙尖有剧毒，人被咬伤，要立即截肢，否则就中毒死亡。但治疗上述诸病有特效，因此非常贵重。州官逼着群众冒着生命危险去捉，以便向皇帝进贡。蕲州那么大，其实只有城北龙峰山上才有真正的蕲蛇。李时珍追根究底，要亲眼观察蕲蛇，于是请捕蛇人带他上了龙峰山。那里有个狻猊洞，洞周围怪石嶙峋，灌木丛生。缠绕在灌木上的石南藤，举目皆是。蕲蛇喜欢吃石南藤的花叶，所以生活在这一带。李时珍置危险于度外，到处寻找。在捕蛇人的帮助下，终于亲眼看见了蕲蛇，并看到了捕蛇、制蛇的全过程。由于这样深入实际调查过，后来他在《本草纲目》写到白花蛇时，就得心应手，说得简明准确。说蕲蛇的形态是："龙头虎口，黑质白花、胁有二十四个方胜文，腹有念珠斑，口有四长牙，尾上有一佛指甲，长一二分，肠形如连珠"；说蕲蛇的捕捉和制作过程是："多在石南藤上食其花叶，

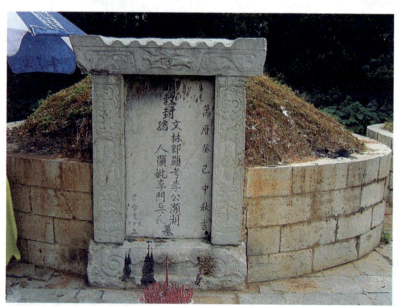

李时珍墓

人以此寻获。先撒沙土一把，则蟠而不动，以叉取之。用绳悬起，刀破腹以去肠物，则反尾洗涤其腹，盖护创尔，乃以竹支定，屈曲盘起，扎缚炕干。"同时，也搞清了蕲蛇与外地白花蛇的不同地方："出蕲地者，虽干枯而眼光不陷，他处者则否矣。"这样清楚地叙述蕲蛇各种情况，当然是得力于实地调查的细致。李时珍了解药物，并不满足于走马看花式的调查，而是一一采视，对着实物进行比较核对。这样弄清了不少似是而非、含混不清的药物。用他的话来说，就是"一一采视，颇得其真"，"罗列诸品，反复谛视"。就这样，李时珍经过长期的实地调查，搞清了药物的许多疑难问题，于万历戊寅年（公元1578年）完成了《本草纲目》的编写工作。全书约有200万字，52卷，载药1892种，新增药物374种，载方10000多个，附图1000多幅，成了中国药物学的空前巨著。其中纠正前人错误甚多，在动植物分类学等许多方面有突出成就，并对其他有关的学科（生物学、化学、矿物学、地质学、天文学等等）也做出贡献；达尔文称赞它是"中国古代的百科全书"。

李时珍于1593年逝世，享年75岁（虚岁为76岁）；他逝世后遗体被安葬在湖北省蕲春县蕲州镇竹林湖村，李时珍一生著述颇丰，除代表作《本草纲目》外，还著有《奇经八脉考》、《濒湖脉学》、《五脏图论》等10本著作。这位伟大的科学家将永远被世界人民所怀念。

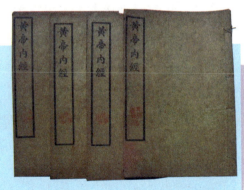

我国最早的中医学专著

中国第一部古典中医学巨著《黄帝内经》。战国晚期出现了一部内容丰富的医学理论著作——《黄帝内经》，又称《内经》。这部医学经典并非出自一人之手，而是众多医学家长期积累的成果，是一个时代医学进步的总结性巨著。《黄帝内经》包括《素问》和《灵枢》两部共18卷、162篇。全面系统地论述了人体生理学、病理学、病因学、诊断学等，介绍了内科、外科、儿科、妇科等311种病候，以及对这些疾病应采取的汤液、针灸、按摩等治疗方法。《内经》作为一部科学名著，早已引起了国内外医学家和科学史家的重视，它的部分内容相继被译成日、英、德、法等文字。

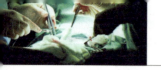

● 医学之最

我国最早的医学协会 〉

  我国最早的医学协会是明代穆宗隆庆二年（公元1568年）的"一体堂宅仁医会"。

  据明代名医徐春甫《医学入门捷经六书》中"一体堂宅仁医会录"记载：顺天府(即今北京) 的医家徐春甫等, 组织了"一体堂宅仁医会"。高岩在序言中写道："此某集天下之医客都下者, 立成宅仁之会"。可见该医学协会是由客居顺天府的医家们组成的。据载, 该会成员46人。如有徐春甫、汪宦（著有《医学质疑》、《统属诊法》）、巴应奎（撰《伤寒明理补论》）、支秉中（撰《痘疹玄机》等书）等, 都是当时的名医。

  "宅仁学会"创立的宗旨, 主要可归纳为：①探讨医药学术, 如研究《内经》、张仲景及其他医家学说等；②交流医疗技能, 提高医疗技术；③注重医德修养, 要求会员"深戒徇私谋利之弊", "要克己行仁"；④促进成员之间"善相助、过相规, 患难相济"（引文均见高岩序）。

  "宅仁医会"还制定了协会条款22条, 即：诚意、明理、格致、审证、规鉴、恒德、力学、讲学、辨脉、处方、存心、体仁、忘利、自重、法天、医学之大、戒贪鄙、恤贫、自得、知人、医箴、避晦疾。

  该医会宗旨和对会员的要求, 表明它确是我国医学史上第一个民间医学学术研究协会。

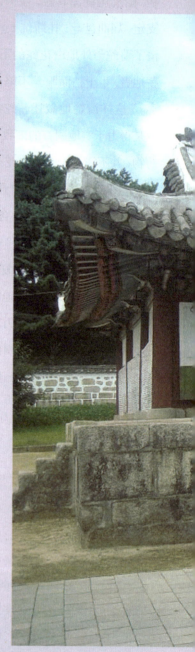

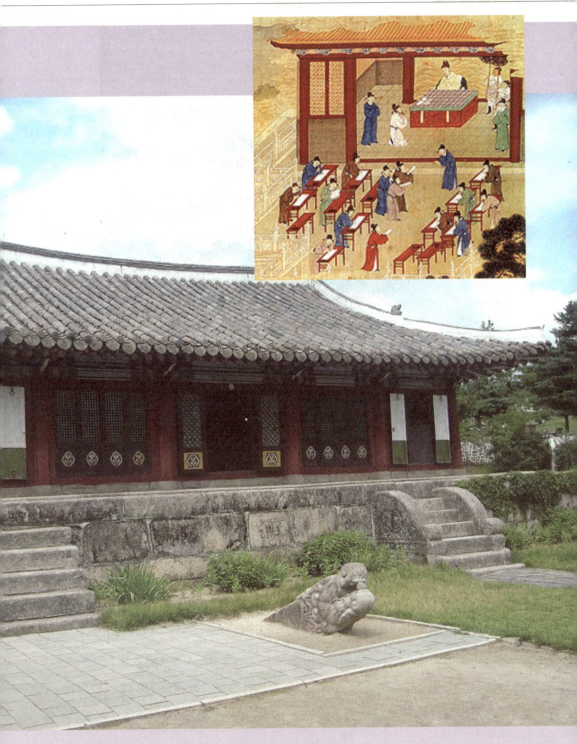

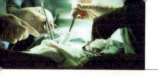

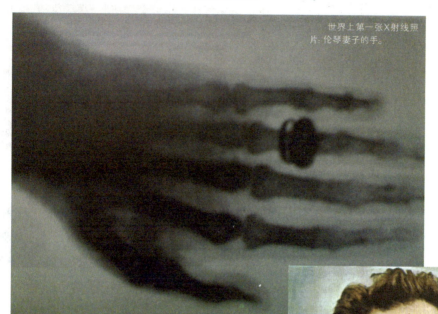

世界上第一张X射线照片：伦琴妻子的手。

威廉·康拉德·伦琴

第一张X射线照片的诞生 >

1895年，德国物理学家威廉·康德拉·伦琴意外地发现了一件怪事，放在抽屉里、用黑纸包裹得很好的照相胶片总是自动感光。这是怎么回事呢？

经过多次反复研究，终于在11月3日深夜发现了其中的奥秘。这种奇怪的现象原来是由阴极射线管里发出的一种射线造成的。这种射线穿透力很强，木板和纸都挡不住它。因为对它的性质还不完全了解，伦琴便把它称为X射线，俗称"X光"。

12月22日，伦琴拿一张用黑纸包好的照相胶片，放在阴极射线管旁边，然后让妻子把手放在胶片上，给阴极射线管通了电。不一会儿，胶片冲出来了，伦琴的妻子一看，不禁大吃一惊，这是一张手上的骨骼清晰可见的手掌照相底片。于是，世界上第一张X射线照片诞生了。

我国最早的西医院 >

目前，我国西医院遍及全国城乡。那么，我国第一家西医院是何代建立的呢？

据资料记载，元代的"广惠司"当为我国最早的西医院。当时称朝中华的蒙古族，最初崛起于我国东北部，文化并不发达，后来武力达于中亚和欧洲，因此在政治中上团结西部民族显得非常重要，加之元朝皇帝成吉思汗、忽必烈等，十分重视吸收外来文化和医药，故大元建都北京后，为适应一部分人在医疗上的需要，就在至元七年（即公元1270年）于北京建立了"广惠司"，该司聘用阿拉伯医生治病，专用西文药物。最早主持"广惠司者为拂菻人爱薛。元代陶宗仪《辍耕记》"记载的也里可温教（元代传入的基督教）医生聂只儿，也曾任职于"广惠司"，相传医术颇为高明，他们常用药物

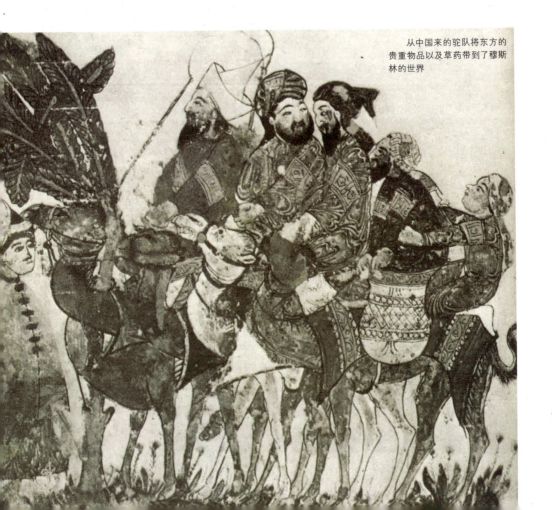

从中国来的驼队将东方的贵重物品以及草药带到了穆斯林的世界

91

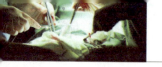

如没药、胡卢巴，也是从他们本国带来的。以后到1292年，又在北京及多伦特设"回回药物"，专卖"西药"，而且还有回回药方的翻译出版。

所有这些，应该是东西方医药最早的一次交流。因为阿拉伯人自7世纪占领了亚历山大利亚后，继承了希腊医学的成就并加以发展。直到13世纪，阿拉伯医学一直是欧洲最先进的医学。所以元朝皇帝聘用阿拉伯医生，建立"广惠司"，配制回回药物，采用阿拉伯的治疗法，对我国医药事业的发展起到了一定的促进作用。

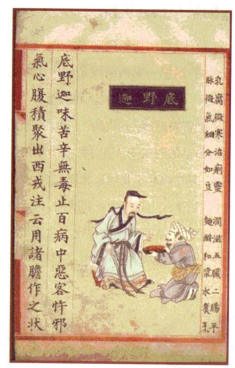

底野迦传入中国

用蛇毒制取解毒剂Theriac（底野迦）

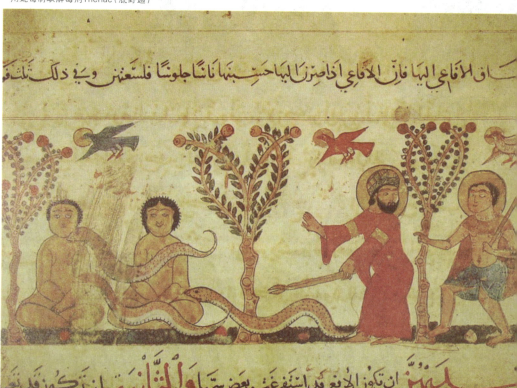

92

中国最早的病历 >

病历是医疗部门记载病人病情,诊断和处理方法的记录。但你知道我们中国医学史上最早的"病历"是什么时候产生的吗?又是谁首创的呢?

汉文帝时期有个人名叫淳于意,因年轻时做过管理粮仓的小官,人们便称他为"仓公"。小时候,他家里很穷,他的许多亲属都因有病而无钱医治,过早地离开了人间。这悲惨的现实启发了淳于意,他决定自己学医,来挽救病人的生命。于是,他在管理粮仓之余四处搜寻药方,拜求良医。不久他便成了一名学识渊博,能预知病人生死,拥有许多奇方、古方的医学家。中国医学上最早的"病历"就是淳于意首创的。

淳于意是个细心人,他在给人治病诊病时,总是把病人的病情和自己诊断处理的方法记下来。当时人们把这称为"诊籍",现在我们称它为"病历"。

汉代历史学家司马迁在《史记》中为淳于意写传时,曾摘要记录了他的25份病历,这是我们现在所能见到的古人最早的"病历"。

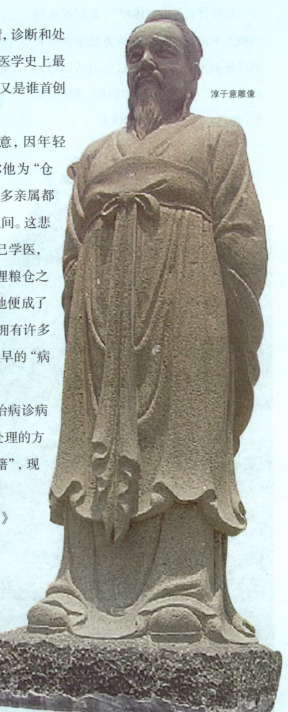

淳于意雕像

93

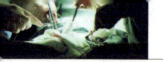

世界上最早应用医疗体育的国家 〉

医疗体育简称"体疗"，是根据疾病的特点采取各种体育锻炼方法来预防和治疗疾病的方法。它通过体力活动对人体的影响，来治疗疾病和创伤，预防并发症，加速功能和劳动力的恢复。

中国是世界上最早应用医疗体育的国家。早在3000多年前已有应用体育运动治病的记载。《吕氏春秋·和乐篇》载："昔陶唐氏之始阴多滞伏而湛积……筋骨瑟缩

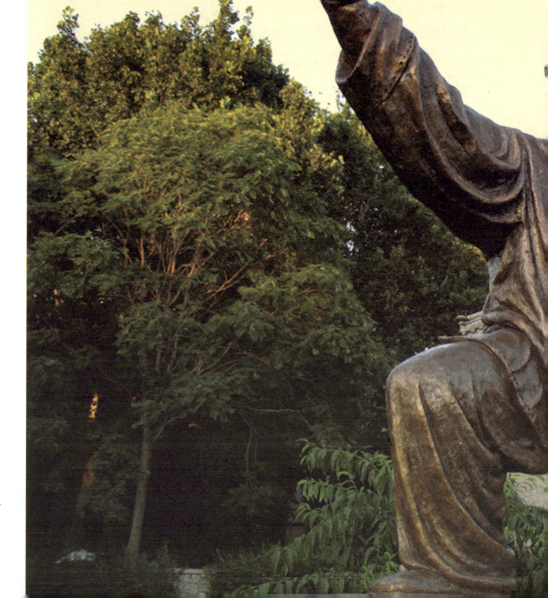

不达故作为舞以宣导之。"这是用运动治病的最早事例。至周、秦（约公元前700年至公元前206年）已明确提及导引和按摩，即今医疗体操和按摩。在古代医学著作《内经》中即有关于导引防治疾病的作用和适应证的记述。从长沙马王堆（三号）汉墓出土的帛画"导引图"可见当时已有成套的医疗体育方法。后汉末名医华佗集前人的经验，总结出著名的"五禽戏"，模仿虎、鹿、熊、猿、鸟的动作和姿态进行肢体活动，以增强体质，防治疾病，对我国的医疗体育发展有较大影响。

隋、唐以后，在多种医学著作如隋巢元方辑录的《诸病源候论》及唐孙思邈的《千金方》等医书中已有专章论述导引、养生法。其后，太极拳、八段锦等成套的医疗体育方法陆续发展。这些医疗体育方法的特点是强调"意"的锻炼，要求"意气合一"，"意体相随"，也就是意识和呼吸、体操相结合，有时还与按摩相结合，因此，无论在内容还是形式上都丰富多彩，形成我国独特的风格和体系。

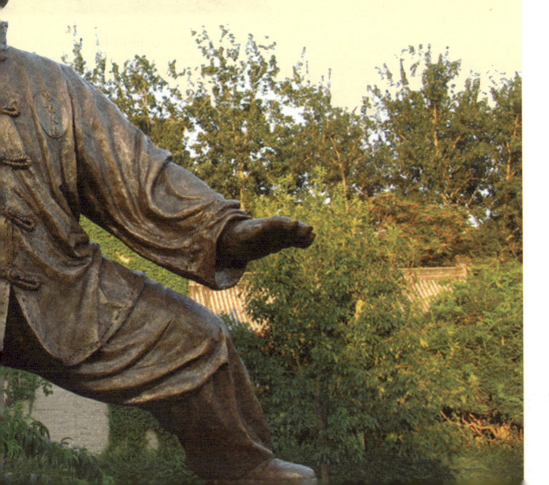

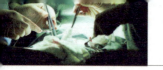

我国历史上最早的康复中心 ＞

据《管子·入国》记载，我国在春秋时期，齐国宰相管仲曾在国都设立"养病院"收养残疾病患者。书中说："凡国都皆有掌养疾，聋盲喑哑跛辟偏枯握递不耐自生者上收而养之疾。官而衣食之，殊身而后止。此之谓养疾。"这样把残疾病患者和心理伤残者收容起来，集中进行调养，在我国历史上是一创举。管仲设立的这种养病院，可以说是我国历史上最早的康复中心。

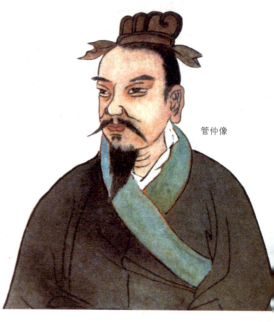

管仲像

世界上最早的眼保健操 ＞

隋代时巢元方等撰著的《诸病源候论》关于眼病的保健则有"专候"的论述。"目暗不明候"中说：黎明鸡叫时用手互相摩擦使热，用以熨眼，如此三次，然后手指按眼，可使两眼有神，眼明亮、不生病痛。

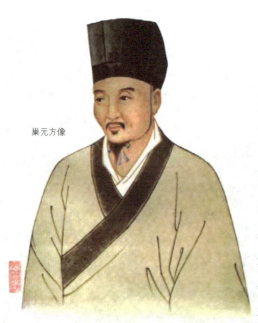

巢元方像

又说：躺下，引气三次，用手抓后项旁的筋脉五次，可使人眼睛明亮。仰卧正身，头低下向上用力牵引三次，用两手抓后项旁的大筋五次，可消除眼暗之病。上述这些记载与现行的眼保健操内容有相似之处，可以说这是我国，也是世界上最早的眼保健操。

我国最早推广使用的牙刷 >

牙刷是祖国医学史的重大发明之一,在我国已有1000多年的历史。

牙刷问世前,在唐代医学家王焘著的《外台秘要》里,就有用柳枝进行揩齿的记载。

牙刷名称最早见于元代郭玉诗中,诗中说:"南洲牙刷寄来日,去垢涤烦一金值。"1954年考古学家在内蒙古自治区赤峰发掘辽驸马卫国王墓时,从随葬品中发现一枝一指多长的植毛牙刷把(骨制),头部有两排共8个植毛孔。这只牙刷和盆、碗以及其他器皿放在一起。这是辽穆宗应历九年(959年)的墓葬。辽建国于公元907年,历经九帝至公元1121年共214年,这一发现证明:远在公元959年前后,我国就有了近似现代式样的牙刷了,比西方国家的牙刷至少要早600余年。现代的第一枝牙刷是1780年制造出来的,1840年才在法国正式投产,后传到美洲。

南宋张杲的《医说》(1224年)曾谈到刷牙漱口等个人卫生知识,其中有:"早漱口、不若将卧而漱,去齿间新积,牙亦坚固。"早在700多年之前能提出如此科学的见解,是十分可贵的。事实证明,坚持晚上就寝以前漱口刷牙防止食物残渣夜间在口腔发酵,这对防治齿病和保护口腔卫生大有好处。

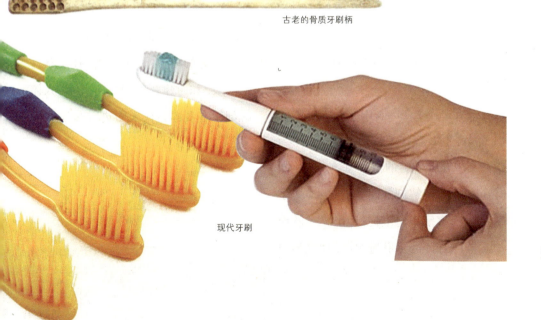

古老的骨质牙刷柄

现代牙刷

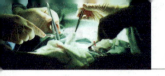

最早的人体解剖图谱 ＞

关于人体解剖，在我国起源很早。据考古学者考证，商代从剖开的尸体中已认识到心的形状，这很可能是祖国医学最早认识脏腑的记录。《内经》中说："若夫八尺之躯，皮肉在此，外可度量切循而得之，其死，可解剖而视之。"《史记》中还记载了上古时名医俞跗善用外科解剖术治病的事迹。《汉书》中记载西汉王莽时，曾令太医院医生解剖过被处死者的尸体。到了宋代，解剖学又有新的发展。北宋时吴简（一作灵简）等人，曾以被官府杀害的欧希范等56具尸体进行解剖，经绘工绘成图谱，即《五脏图》（1041—1048年），这是我国目前已知的最早的人体解剖图，惜早佚失，但从当时或稍后的学者范镇（《东斋纪事》卷一），沈括（《梦溪笔谈》卷二十六），叶梦得（《岩下放言》卷下）等人的著作中可见该图的内容及始末。

《五脏图》在图著中对五脏六腑的位置、解剖形态作了较详细的描述，与正常人体五脏六腑的位置基本相符。同时还有些病理解剖的简单记述：如"蒙干（人名）多病嗽，则肺焦胆黑。""欧诠（人名）不得目疾，肝有白点，此又另内外之应，其中黄漫者脂也"等等。这种直观的病理解剖，对论证中医的脏腑理论很有意义。

稍后些，崇宁（宋徽宗年号，公元1102—1106年）间，杨介曾著《存真图》，对人体胸、腹腔、消化、泌尿、生殖系统等内脏及血管都有较为详细的描述，所绘的解剖位置和形态，基本上正确，后世的医书如朱肱的《内外二景图》、高武的《针灸聚英》、杨继洲的《针灸大成》等，都引用过部分《存真图》的材料。

解剖学在世界医学中是发展比较晚的，欧洲在16世纪以前，多为动物解剖，很少人体解剖。由此可见我国11世纪的解剖水平还是比较先进的。但是，由于物质技术条件的局限，和封建礼教的长期束缚，人体解剖学在我国古代未能进一步发展起来。

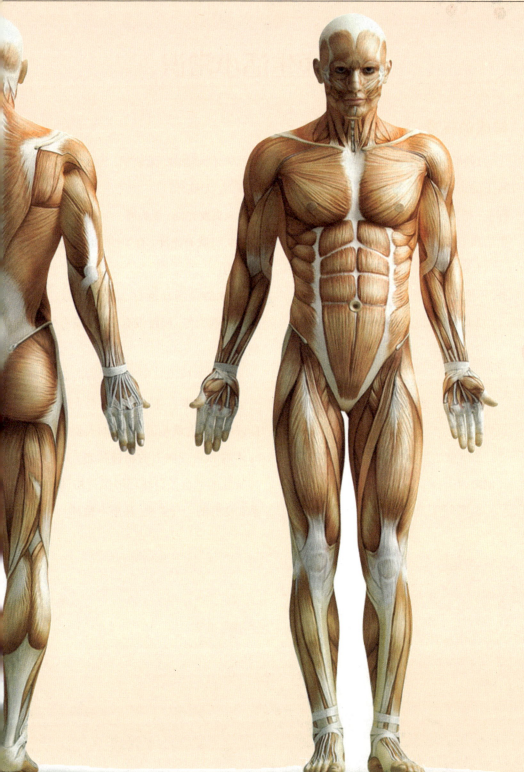

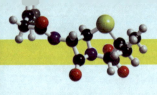

● 健康生活小常识

健康的标准 ﹀

1978年世界卫生组织(WHO)给健康所下的正式定义、衡量是否健康的十项标准：精力充沛，能从容不迫地应付日常生活和工作。

1.处世乐观，态度积极。乐于承担任务，不挑剔；

2.良好的休息习惯，睡眠良好；

3.应变能力强，能适应各种环境变化；

4.对一般感冒和传染病有一定的抵抗力；

5.体重适当，体态均匀，身体各部位比例协调；

6.眼睛明亮，反应敏锐，眼睑不发炎；

7.牙齿洁白，无缺损，无疼痛感，牙龈正常，无蛀牙；

8.头发光洁，无头屑；

9.肌肤有光泽，有弹性，走路轻松，有活力；

10.脚趾活动性好，足弓弹性好，肌肉平衡能力好，脚趾没有疼痛、没有拇外翻。

健康不仅仅是指没有疾病或病痛，而是一种身体上、精神上和社会上的完全良好状态。也就是说，健康的人要有强壮的体魄和乐观向上的精神状态，并能与其所处的社会及自然环境保持协调的关系和良好的心理素质，还要有精神。

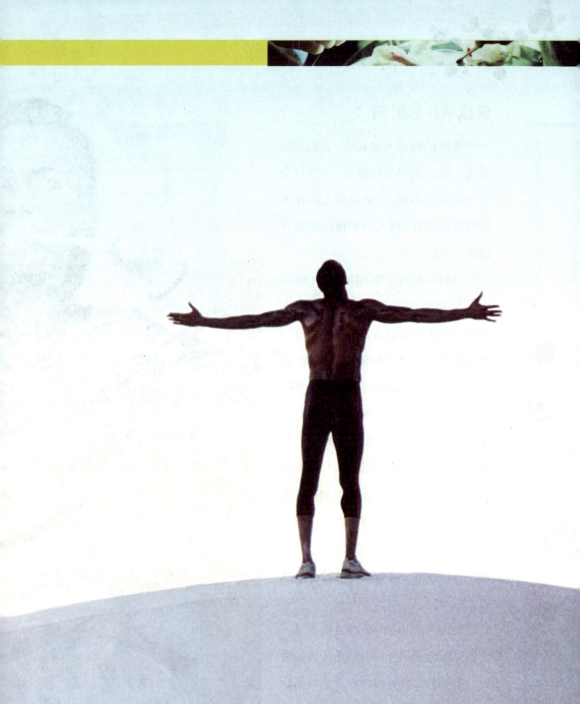

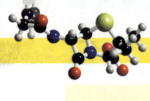

健康的作息时间 〉

　　英美的健康专家指出：人们只需要每天做一些小小的改变，生活就会发生很大的不同。专家根据人体在不同时段的特点，教人们如何简单拥有健康完美的一天。

　　7:30：起床。英国威斯敏斯特大学的研究人员发现，那些在早上5:22—7:21起床的人，其血液中有一种能引起心脏病的物质含量较高，因此，在7:21之后起床对身体健康更加有益。打开台灯。"一醒来，就将灯打开，这样将会重新调整体内的生物钟，调整睡眠和醒来模式。"拉夫堡大学睡眠研究中心教授吉姆·霍恩说。喝一杯水。水是身体内成千上万化学反应得以进行的必需物质。早上喝一杯清水，可以补充晚上的缺水状态。

　　7:30—8:00：在早饭之前刷牙。"在早饭之前刷牙可以防止牙齿的腐蚀，因为刷牙之后，可以在牙齿外面涂上一层含氟的保护层。要么，就等早饭之后半小时再刷牙。"英国牙齿协会健康和安全研究人员戈登·沃特金

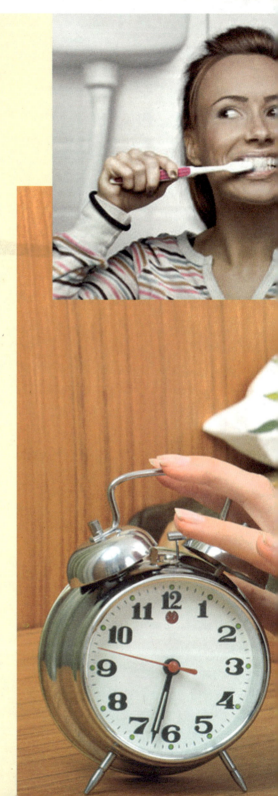

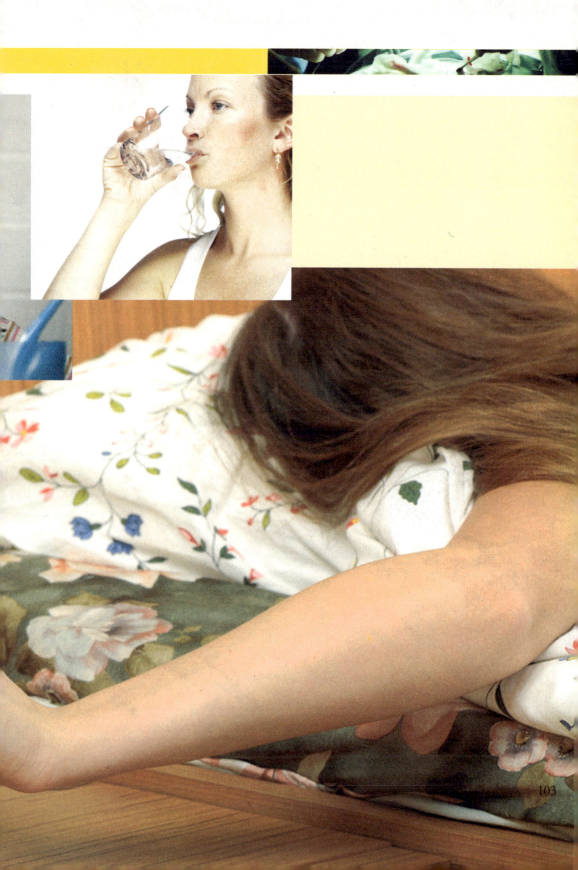

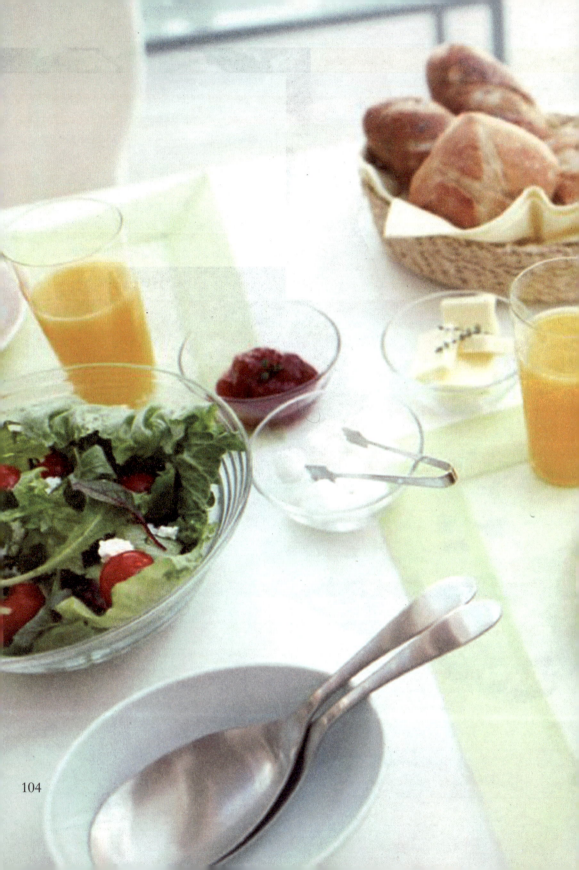

斯说。

8:00—8:30：吃早饭。"早饭必须吃，因为它可以帮助你维持血糖水平的稳定，"伦敦大学国王学院营养师凯文·威尔伦说。早饭可以吃燕麦粥等，这类食物具有较低的血糖指数。

8:30—9:00：避免运动。来自布鲁奈尔大学的研究人员发现，在早晨进行锻炼的运动员更容易感染疾病，因为免疫系统在这个时间的功能最弱。步行上班。美国马萨诸塞州大学医学院的研究人员发现，每天走路的人，比那些久坐不运动的人患感冒的几率低25%。

9:30：开始一天中最困难的工作。纽约睡眠中心的研究人员发现，大部分人在每天醒来的一两个小时内头脑最清醒。

10:30：让眼睛离开屏幕休息一下。如果你使用电脑工作，那么每工作一小时，就让眼睛休息3分钟。

11:00：吃点水果。这是一种解决身体血糖下降的好方法。吃一个橙子或一些红色水果，这样做能同时补充体内的铁含量和维生素C含量。

13:00：在面包上加一些豆类蔬菜。你需要一顿可口的午餐，并且能够缓慢

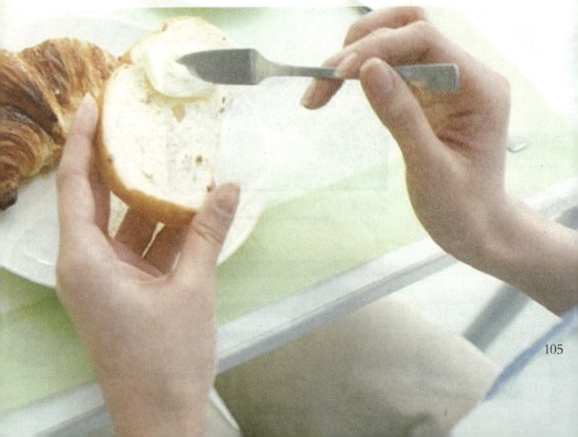

105

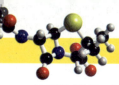

地释放能量。"烘烤的豆类食品富含纤维素,番茄酱可以当做是蔬菜的一部分。"维伦博士说。

14:30—15:30:午休一小会儿。雅典的一所大学研究发现,那些每天中午午休30分钟或更长时间,每周至少午休3次的人,因心脏病死亡的几率会下降37%。

16:00:喝杯酸奶。这样做可以稳定血糖水平。在每天三餐之间喝些酸牛奶,有利于心脏健康。

17:00—19:00:锻炼身体。根据体内的生物钟,这个时间是运动的最佳时间,英国谢菲尔德大学运动学医生瑞沃·尼克说。

19:30:晚餐少吃点。晚饭吃太多,会引起血糖升高,并增加消化系统的负担,影响睡眠。晚饭应该多吃蔬菜,少吃富含卡路里和蛋白质的食物。吃饭时要细嚼慢咽。

21:45:看会儿电视。这个时间看会儿电视放松一下,有助于睡眠,但要注意,尽量不要躺在床上看电视,这会影响睡眠质量。

23:00:洗个热水澡。"体温的适当降低有助于放松和睡眠。"英国拉夫堡大学睡眠研究中心吉姆·霍恩教授说。

23:30:上床睡觉。如果你早上7:30起床,现在入睡可以保证你享受8小时充足的睡眠。

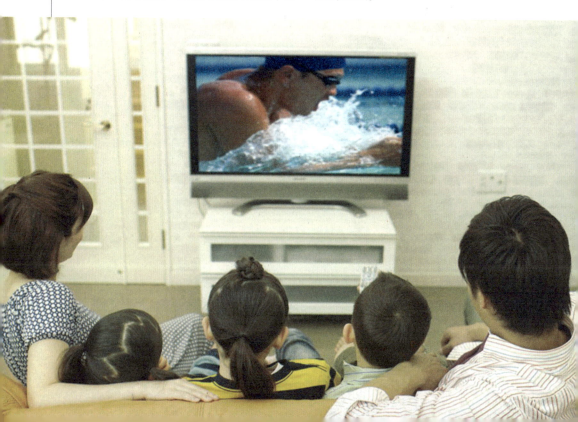

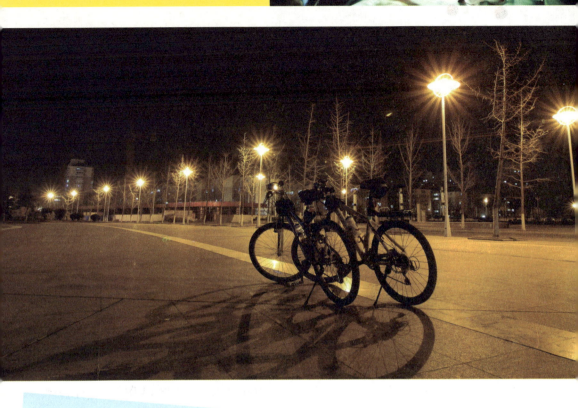

> **小贴士**

一、晚上 9—11 点为免疫系统（淋巴）排毒时间，此段时间应安静或听音乐。

二、晚间 11—凌晨 1 点，肝的排毒，需在熟睡中进行。

三、凌晨 1—3 点，胆的排毒，亦同。

四、凌晨 3—5 点，肺的排毒。此即为何咳嗽的人在这段时间咳得最剧烈，因排毒动作已走到肺；不应用止咳药，以免抑制废积物的排除。

五、清晨 5—7 点，大肠的排毒，应上厕所排便。

六、上午 7—9 点，小肠大量吸收营养的时段，应吃早餐。疗病者最好早吃，在 6 点半前，养生者在 7 点半前，不吃早餐者应改变习惯，即使拖到 9—10 点吃都比不吃好。

七、半夜至凌晨 4 点为脊椎造血时段，必须熟睡，不宜熬夜。

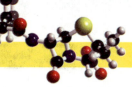

健康的生活方式 ＞

所谓"生活方式"，简单地说就是怎样生活，是指人们长期受一定的民族文化、经济、社会习惯、规范以及家庭影响所形成的一系列生活意识、生活习惯和生活制度的总和。健康的生命首先取决于自己。世界卫生组织（WHO）曾向世界宣布，个人的健康和寿命60%取决于自己，15%取决于遗传，10%取决于社会因素，8%取决于医疗条件，7%取决于气候影响；而在取决于个人的因素中，生活方式是主要因素。良好的生活方式可以促进人体的健康，反之，则会危害人体的健康。

目前，在我国，威胁人们生命健康的主要疾病已由过去的传染病转变为慢性非传染病。医学工作者通过大量反复的研究表明：生活方式和行为不健康、不科学是最主要的发病原因。如我国学者研究了四类因素在死因中的构成比例，结果是生活方式和行为因素占48.9%，环境因素占17.6%，生物因素占23.2%，保健服务因素占10.3%。因此，树立文明、健康、科学的生活方式，克服和消除不良的生活方式是十分必要的。世界卫生组织总干事中岛宏博士曾深刻指出："我们必须认识到，世界上绝大多数影响健康的问题和过早死亡都是可以通过改变人们的行为来防止的，而且花费很少。"因此，2000年世界卫生组织提出了"合理膳食、戒烟限酒、适量运动、心理平衡"的健康促进新准则。

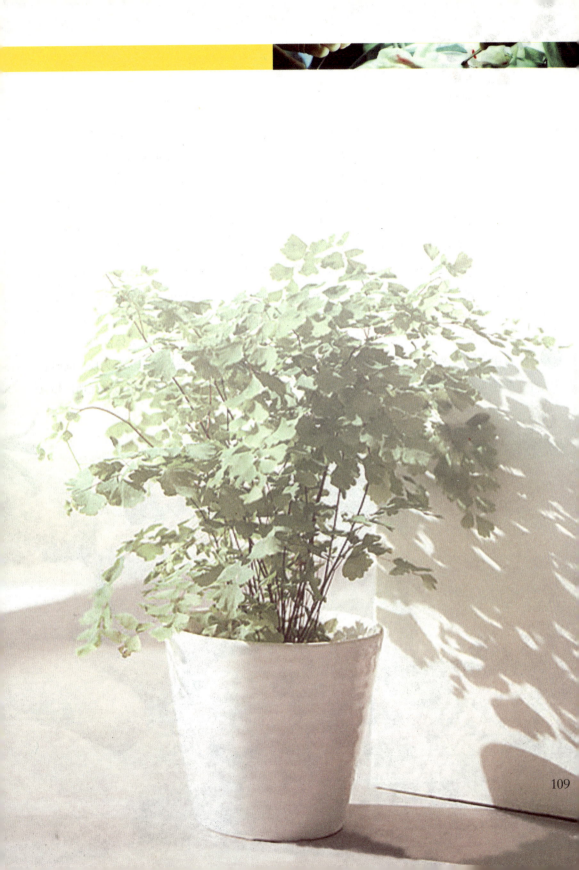

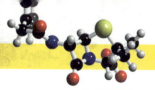

• 合理膳食

　　影响人的健康和寿命的因素是多方面的，而饮食营养则是一个重要方面。医学专家们认为，营养不足和营养不平衡是导致多种疾病的重要诱因，如糖尿病、高血压病、冠心病、高脂血症、痛风症、癌症等，无不与膳食平衡失调有关。人体所需的营养素达 40 多种，可分为七大类，即蛋白质、脂肪、碳水化合物、矿物质（包括常量元素和微量元素）、维生素、膳食纤维和水，其中蛋白质、脂肪和碳水化合物在代谢过程中可以产生热量，因而又统称为"三大产热营养素"。这七大类营养素既有各自

特殊的作用，完成各自承担的任务，又构成一个合理而科学的基本营养体系，在营养的全过程中协调合作，共同完成调节人体生命和生理活动的神圣使命。平衡膳食就是要由各类食物按照合理比例及模式构成，相互补益，提供全面、均衡、适度的营养素。这是合理营养的核心要求。平衡膳食是一种科学的合理的膳食，这种膳食所提供的热能和各种营养素，不仅要全面，而且膳食的营养供给与人体的需要之间必须取得平衡，既不过剩也不欠缺，同时各种营养素之间能够保持合适的比例，相互

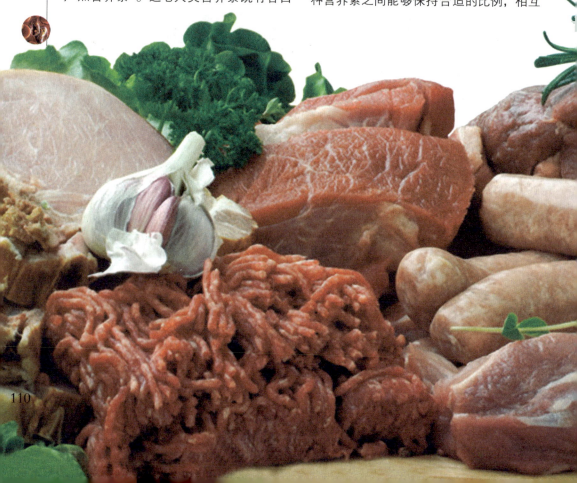

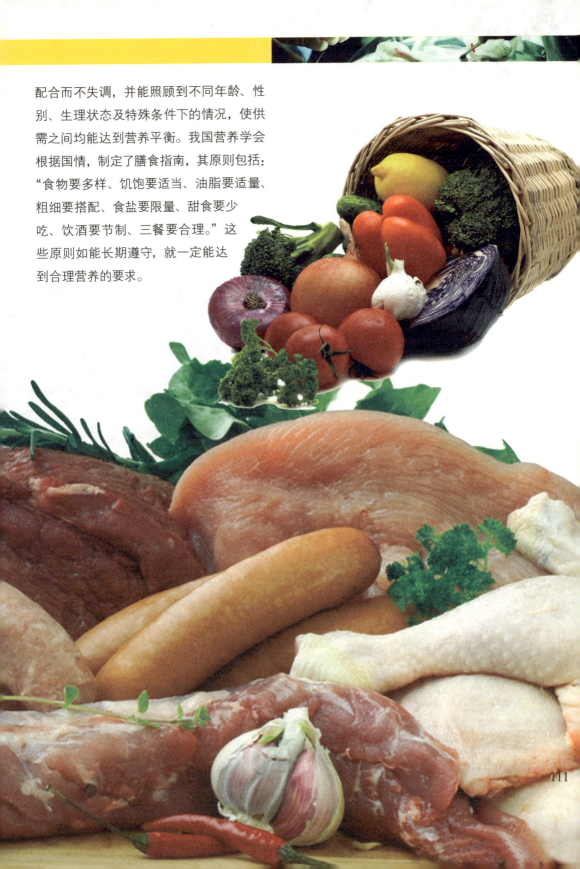

配合而不失调，并能照顾到不同年龄、性别、生理状态及特殊条件下的情况，使供需之间均能达到营养平衡。我国营养学会根据国情，制定了膳食指南，其原则包括："食物要多样、饥饱要适当、油脂要适量、粗细要搭配、食盐要限量、甜食要少吃、饮酒要节制、三餐要合理。"这些原则如能长期遵守，就一定能达到合理营养的要求。

111

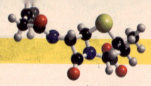

· 戒烟限酒

众所周知，吸烟对人体健康是有百害而无一利的，烟草中许多物质对人体有害，仅目前查明的致癌物质就有40多种。吸烟的长期危害，主要是引发疾病和死亡，包括诱发多种癌症，如肺癌、喉、口腔、咽、食道、胰腺、膀胱等癌症，使心脏病及脑中风发作，促使慢性阻塞性肺疾患的发生。吸烟对人体健康危害极大，但一旦戒烟后就可以使多种疾病如慢性支气管炎、溃疡病、冠心病、动脉硬化等好转或痊愈，使心脑血管病的发病率与死亡率降低，减少患肺癌的机会。据医学家的研究证明，吸烟者患肺癌的机会在戒烟10—15年后可降到与不吸烟者一样，冠心病的死亡率在戒烟1年后明显下降，10年后可降到不吸烟者的同一水平。因为吸烟对健康的危害多数是可逆的，戒烟后对因吸烟造成的身体损害经过一段时间可以解除。既然吸烟对人体的危害巨大，而戒烟后又可预防这些疾病，所以为了自身和他人的健康，减少环境污染，奉劝烟瘾很大的人还是尽快戒烟。

酗酒对人体的危害是毋庸置疑的，但适量饮酒有保健作用也是肯定的。国外学

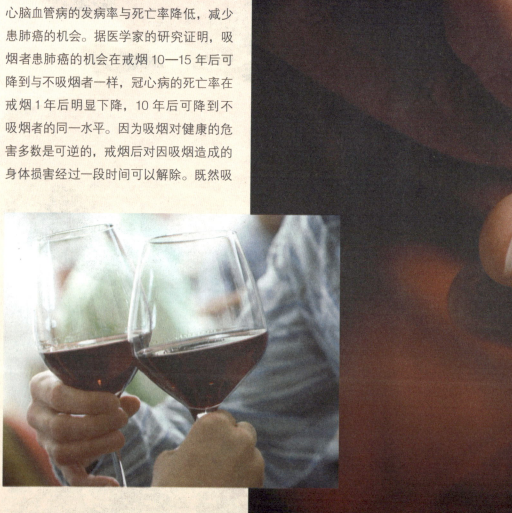

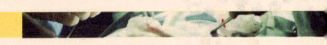

者的研究表明：老年人适当饮酒能降低冠心病的死亡。酗酒能毒害肝脏，损害肝功能，使肝细胞受损变性，最终导致肝硬变，医学上称之为"酒精肝"。短时间大量饮酒，可导致酒精中毒，国外医学有报道，过量饮酒可导致胃癌、肝癌、乳腺癌、恶性黑色素瘤等。还有一点应该引起高度重视，就是酒精对精子、卵子也有毒害作用，会引起不育、流产或影响胎儿的生长发育，甚至影响胎儿出生后的智力发育。缩短寿命。有资料表明，因酗酒中风而死亡者为不饮酒者的3倍。长期饮酒多的人，还会发生酒精中毒性心脏病，严重者可出现心律失常，心力衰竭，甚至突然死亡。酗酒损害健康，而适量饮酒则有益健康，要使饮酒有利于健康，关键在于适量。

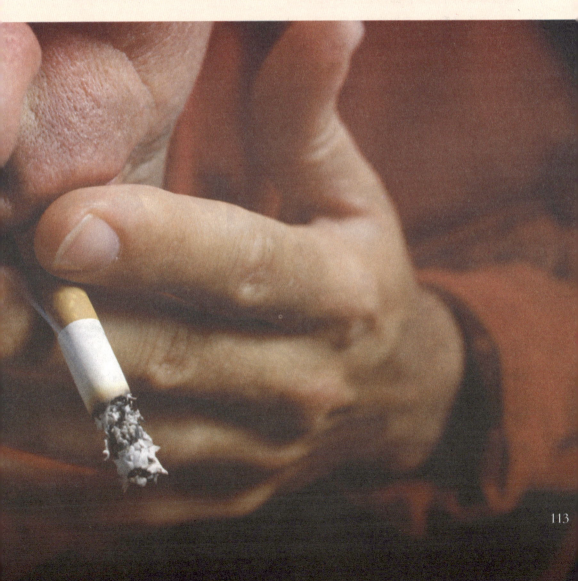

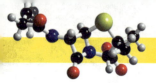

- **适量运动**

"生命在于运动"、"一身动则一身强"，这些格言提示了生命的一条极为重要的规律——动则不衰。劳动、运动和生命息息相关。一个人要想健康长寿，就必须经常运动、活动和锻炼，运动能强身健体这个观点是正确的。但人们在参加体育锻炼时需要掌握两个要点，即持之以恒和运动适量。中等强度的、有规律的有氧运动可以增强人体的免疫功能；而过量运动，则会削弱免疫功能，破坏身体的防御系统，导致人体抵抗力下降，病毒和细菌可能乘虚而入，以致患病。运动作为一种健身方法，就要讲究科学性，根据各人的不同身体状况，年龄、性别、职业、有无慢性疾病，爱好，生活习惯、经济条件、家庭或社区的健康设施等情况，来选择运动项目，制定适合自己的运动方案，才会收到良好的健身效果，达到健康长寿的目标。

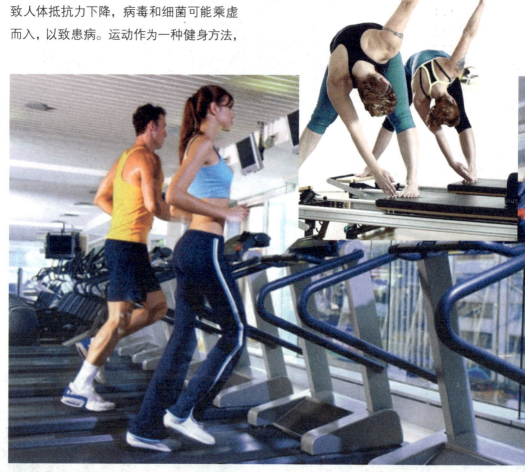

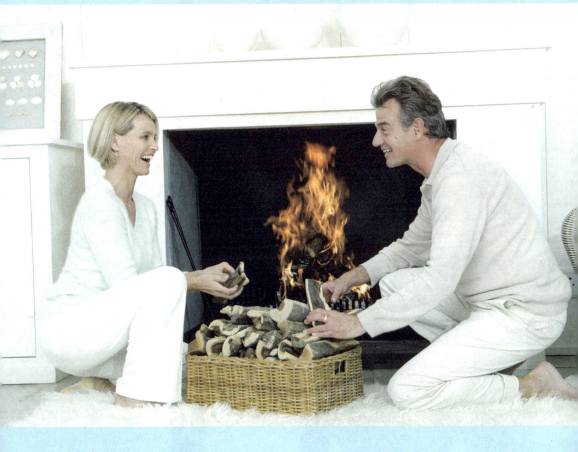

• 心理平衡

人的健康除了身体健康外，还应包括心理健康与社会交往方面的健康，二者缺少哪一个都是不完整的。人是社会的人，人们在学习、工作及生活中不可能不与其他人及事物接触而孤立存在。因此，在人的一生中决不会没有任何艰难险阻，不遇到矛盾、冲突，不遭受挫折；也就是说人生活在世界上就会遇到各种各样的心理社会因素，如果对这些心理、社会因素不能正确处理，就会产生焦虑、抑郁、恐惧、紧张等情绪困扰，甚至导致或加重疾病。现代医学证明，许多疾病，如癌症、高血压、偏头痛、溃疡等都是由心理因素引起的。良好的心境是健康的支柱。所以联合国世界卫生组织提出这样一个口号：健康的一半是心理健康。精神心理状态对身体的健康有重要影响，良好的心理状态有利于保护和稳定中枢神经系统、内分泌系统和免疫系统的功能，从而有利于保持身体健康，促进疾病的康复，阻止患病时病情

115

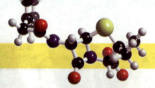

的恶化和进展，减少疾病的发生。而不良的心理状态则会引起中枢神经系统对体内各器官的功能调节失常，内分泌系统的功能紊乱，使各器官的正常生理功能发生障碍，机体的免疫力下降。这样不仅会减弱机体抵抗一般疾病的能力，甚至还会削弱监视和清除自身细胞突变的能力，由此导致多种疾病的发生。要想心理健康就要做到：善良、宽容、乐观、淡泊。善良是心理养生的营养素。心存善良，就会以他人之乐为乐，乐于扶贫帮困，就会与人为善，乐于友好相处，心中就常有轻松之感，就

会始终保持泰然自若的心理状态，这种心理状态能把血液的流量和神经细胞的兴奋度调到最佳状态，从而提高了机体的抗病能力。宽容是一种良好的心理品质。它不仅包含着理解和原谅，更显示着气度和胸襟。一个不会宽容，只知苛求别人的人，其心理往往处于紧张状态，从而导致神经兴奋、血管收缩、血压升高，使心理、生理进入恶性循环。学会宽容就会严于律己，宽以待人，就能心理健康。乐观是一种积极向上的性格和心境。它可以激发人的活力和潜力，解决矛盾，逾越困难。而悲观

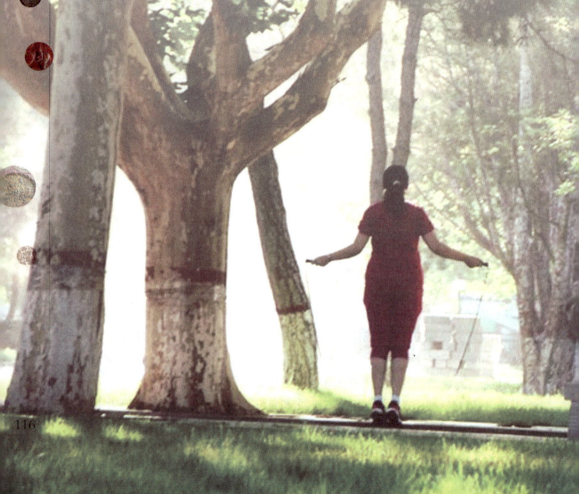

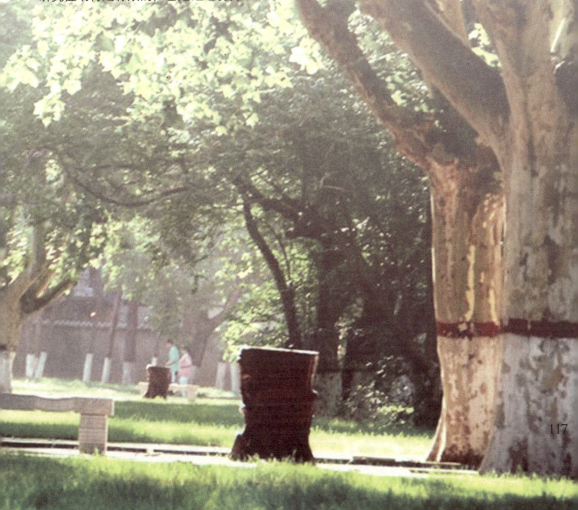

则是一种消极颓废的性格和心境，它使人悲伤、烦恼、痛苦，在困难面前一筹莫展，影响身心健康。淡泊是一种崇高的境界和心态，有了淡泊的心态，就不会在世俗中随波逐流，追逐名利；就不会对身外之物得而大喜，失而大悲；就不会对世事他人牢骚满腹，攀比嫉妒。淡泊的心态使人始终处于平和的状态，保持一颗平常心，一切有损身心健康的因素，都将被击退。

以上所述的健康生活方式是经过亿万人的长期实践所验证的，是经过大量科学研究证明行之有效的，也是经过努力人人可以做到的。人们如果都能恪守这新的健康生活方式，就可以使我国的高血压病减少 55%，脑卒中、冠心病减少 75%、糖尿病减少 50%，肿瘤可减少三分之一，平均生命可延长 10 年以上，重视这种生活方式对健康的重大而深远的意义，全力推行这一新时代的健康生活方式，就一定可以达到健康快乐 100 岁，健康就掌握在自己手中，最好的医生是自己，让我们从现在开始，从自己开始行动吧。

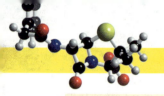

 小贴士——不良的生活习惯有哪些?

• 起床先叠被

　　人体本身也是一个污染源。在一夜的睡眠中,人体的皮肤会排出大量的水蒸气,使被子不同程度地受潮。人的呼吸和分布全身的毛孔所排出的化学物质有 145 种,从汗液中蒸发的化学物质有 151 种。被子吸收或吸附水分和气体,如不让其散发出去,就立即叠被,易使被子受潮及受化学物质污染。

• 不吃早餐

　　许多人有不吃早餐或只进食少量牛奶的习惯。研究证实,人体空腹过久与胆结石的形成有密切关系。这是因为人体在空腹时,体内的胆汁量分泌减少,胆汁中胆碱的含量下降,而胆固醇的含量不变,长此下去,胆汁中的胆固醇就会处于一种饱和状态。由于胆汁中胆碱与胆固醇正常比例减少,胆固醇极易沉淀,形成胆固醇结石。鉴于此,为了

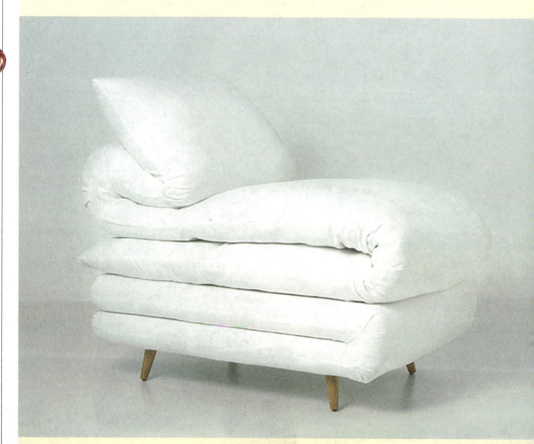

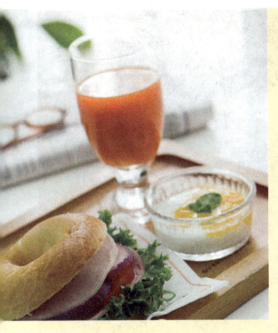

• 饱食

饱食容易引起记忆力下降，思维迟钝，注意力不集中，应激能力减弱。经常饱食，尤其是过饱的晚餐，因热量摄入太多，会使体内脂肪过剩，血脂增高，导致脑动脉粥样硬化。还会引起一种叫"纤维芽细胞生长因子"的物质在大脑中数以万倍增长，这是一种促使动脉硬化的蛋白质。脑动脉硬化的结果会导致大脑缺氧和缺乏营养，影响脑细胞的新陈代谢。经常饱食，还会诱发胆结石、胆囊炎、糖尿病等疾病，使人未老先衰，寿命缩短。

保证身体健康，每天应按时吃早餐。

• 饭后松裤带

饭后松裤带可使腹腔内压下降，消化器官的活动与韧带的负荷量增加，从而促使肠子蠕动加剧，易发生肠扭转，使人腹胀、腹痛、呕吐，还容易患胃下垂等病。

• 饭后即睡

饭后即睡会使大脑的血液流向胃部，由于血压降低，大脑的供氧量也随之减少，造成饭后极度疲倦，易引起心口灼热及消化不良，还会发胖。如果血液原已有供应不足的情况，饭后倒下便睡，这种静止不动的状态，极易招致中风。

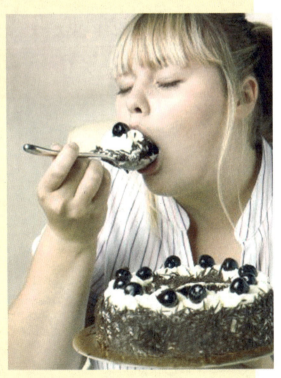

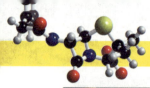

MIAOSHOUHUICHUNDEYIXUE

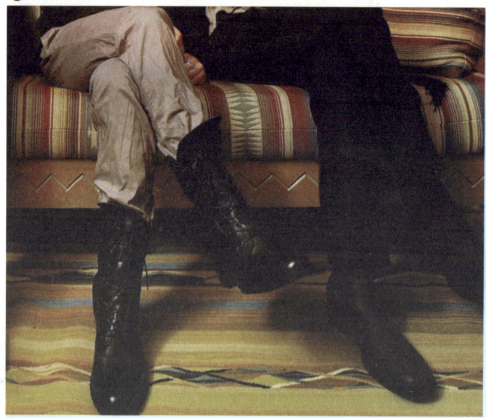

• 跷二郎腿

跷二郎腿会使腿部血流不畅，影响健康。如果是静脉瘤、关节炎、神经痛、静脉血栓患者，跷腿会使病情更加严重。尤其是腿长的人或孕妇，很容易得静脉血栓。

• 眯眼看东西、揉擦眼睛

眯眼看东西，眼角易出现鱼尾状皱纹。习惯性眯眼还可使眼肌疲劳、眼花头疼。揉眼时，病菌会由手部传染眼睛，导致发炎、睫毛折断或脱落。

• 伏案午睡

一般人在伏案午睡后会出现暂时性的视力模糊，原因就是眼球受到压迫，引起角膜变形、弧度改变造成的。倘若每天都压迫眼球，会造成眼压过高，长此下去视力就会受到损害。

• 睡前不刷牙

睡前刷牙比起床后刷牙更重要，这是因为遗留在口腔中和牙齿上的细菌、残留物在夜里对牙齿、牙龈有较强的腐蚀作用。

• 睡懒觉

　　睡懒觉使大脑皮层抑制时间过长，天长日久，可引起一定程度人为的大脑功能障碍，导致理解力和记忆力减退，还会使免疫功能下降，扰乱肌体的生物节律，使人懒散，产生惰性，同时对肌肉、关节和泌尿系统也不利。另外，血液循环不畅，全身的营养输送不及时，还会影响新陈代谢。由于夜间关闭门窗睡觉，早晨室内空气混浊，恋床很容易造成感冒、咳嗽等呼吸系统疾病的发生。

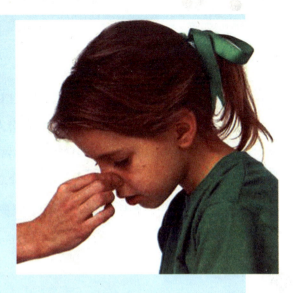

• 生活过度紧张

　　从事脑力劳动和做生意的一些中青年人，他们的生命机器在整日超负荷运转，由于他们在心理上的竞争欲强，在生理和心理方面皆承受着巨大的压力。过度的脑力和体力劳动后，随之而来的是抗疲劳和防病能力的减弱，进而可能引发多种疾病。

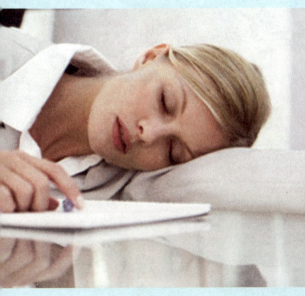

• 流鼻血时要抬高下巴

　　这种方式惟一的好处就是不会把鼻血流到地板上，但不会止鼻血，反而会让鼻血流进咽喉里，甚至可能引起呕吐和窒息。正确做法是，在流鼻血的鼻孔中塞上一团小棉球，轻压鼻翼，并将头部向前倾，或在脖子上围一条冰毛巾或湿毛巾也能止血。

• 饭后立即刷牙

　　吃完东西立即刷牙，会使食物中的酸侵蚀珐琅质，这样只会加强食物中的酸性对牙齿的破坏作用。正确做法是，先漱口，过半小时后再刷牙。

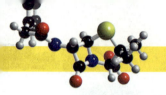

健康的饮食习惯 〉

　　随着人们对健康的关注, 食物的营养高低越来越受重视, 但大部分人关心的往往是某种单一的食物有什么营养, 而忽略了吃饭方式是否健康。以下总结几种健康的饮食习惯。

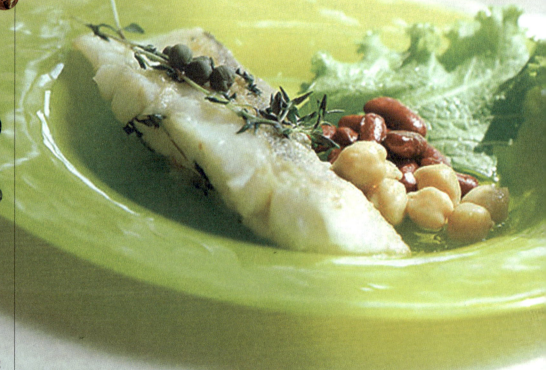

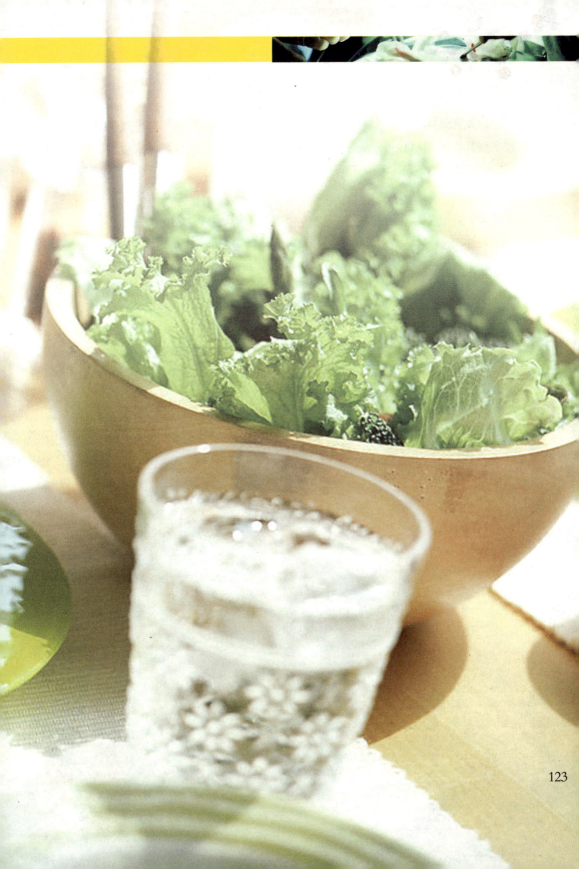

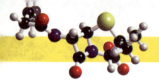

· 杂食

杂食充分体现食物互补的原理，是获得各种营养素的保证。可先从每天吃 10 种、15 种食物做起。

· 慢食

"一口饭嚼 30 次，一顿饭吃半个小时"有多重效应：健脑、减肥、美容、防癌。

· 素食

原意为"基本吃素"，而不是一点荤也不吃，这也是人的消化系统结构所决定的进食原型。素食是防治文明病的核心措施。

· 早食

即三餐皆需早。早餐早食是一天的"智力开关"；晚餐早食可预防十余种疾病。

· 淡食

包括少盐、少油、少糖等内容。一个"淡"字可解。

· 冷食

吃温度过高的食物，对食道健康有害。低温可延寿，冷食还可增强消化道功能。

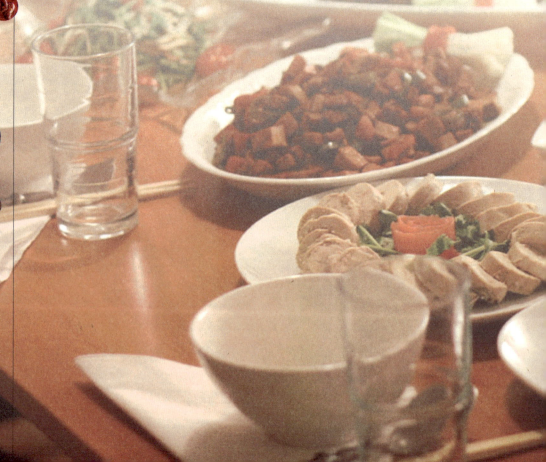

• 鲜食

　　绝大多数食物均以新鲜为上，许多"活营养素"可得以保持。提倡"鲜吃鲜做"、"不吃剩"。

• 洁食

　　"干净"包括无尘、无细菌病毒以及无污染物。

• 生食

　　并非一切均生食，而是"适合生食的尽量生食"。

• 定食

　　定时定量进食，久之形成动力定型，这是人体生物钟的要求。

• 小食

　　21世纪进餐制以日进五餐或六餐为宜，三顿正餐外的小餐（上午10点、下午16点及20点左右）称为"小食"，具多重功效。它与平时所说的零食有别，后者无定时定量的概念，导致与正餐的矛盾。

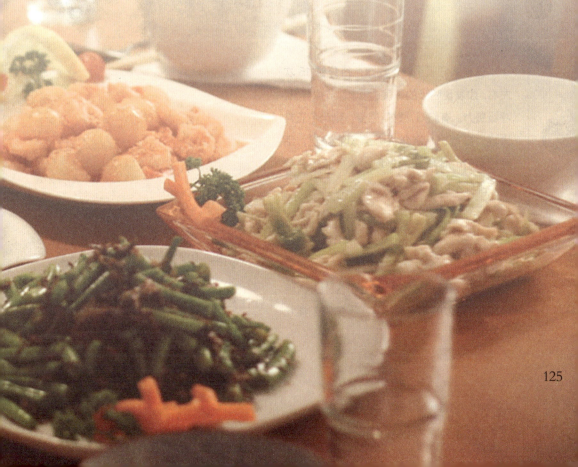

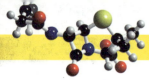

测试身体健康的方法 〉

• 体温

正常体温为 36℃至 37℃，高于此为发热，低于此称为"低体温"。后者常见于高龄体弱老人及长期营养不良患者，也可见于甲状腺机能减退症、休克疾病患者。

• 脉搏

成人脉搏每分钟 60—100 次，如发现过速、过缓、间歇强弱不定、快慢不等均为心脏不健康的表现。老年人心率一般较慢，但只要不低于每分钟 55 次就属正常范围。

• 呼吸

健康人呼吸平稳、规律，每分钟 15 次左右，如发现呼吸的深度、频率、节律异常、呼吸费力、有胸闷、憋气感受，则为不正常表现，应就医。老年人心肺功能减退，活动后可有心悸气短的表现，休息后很快就能恢复就不应认为是疾病的表现。

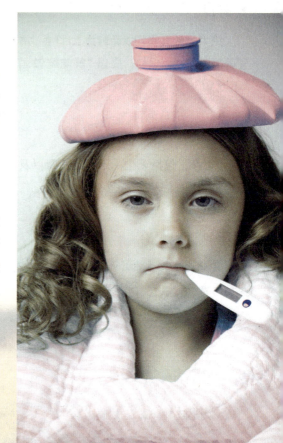

• 血压

成年人血压不超过 140/80mmHg。老年人随年龄的增长血压也相应上升，但收缩压超过 160mmHg 时，不论有无症状均应服药。

• 体重

长期稳定的体重是健康的指标之一。短时间内的消瘦见于糖尿病、甲亢、癌症、胃、肠、肝疾患。更年期女性该胖不胖也往往算病。体重短期内增加很多可能与高血脂、糖尿病、甲状腺机能减退症等疾患有关。

• 饮食

成年人每日食量不超过 500 克，老年人不超过 350 克。如出现多食多饮应考虑糖尿病、甲亢等病的存在。每日食量不足 250 克，食欲丧失达半个月以上，应检查是否有潜在的炎症、癌症。

• 排尿

成年人每日排尿 1—2 升左右，每隔 2—4 小时排尿一次，夜间排尿间隔不定。正常尿为淡黄色，透明状，少许泡沫。如尿色尿量异常、排尿过频、排尿困难或疼痛均为不正常表现，应就医。

• 排便

健康人每日或隔日排便一次，为黄色成形软便。老年人尤其高龄老人，少吃、少动者可 2—3 天排便一次。只要排便顺利，大便不干，就不是便秘。大便颜色、性状、次数异常可反映结肠病变。

• 睡眠

成年人每日睡眠 6—8 小时，老年人应加午睡。入睡困难、夜醒不眠、白天嗜睡打盹均为睡眠障碍的表现。

• 精神

健康人精神饱满，行为敏捷，情感合理，无晕无痛；否则应检查是否有心脑血管和神经骨关节系统疾病。

＞ 什么是亚健康

世界卫生组织（WHO）认为：亚健康状态是健康与疾病之间的临界状态，各种仪器及检验结果为阴性，但人体有各种各样的不适感觉。这是新的医学理论、新概念，也是社会发展、科学与人类生活水平提高的产物，它与现代社会人们的不健康生活方式及所承受的社会压力不断增大有直接关系。

图书在版编目（CIP）数据

妙手回春的医学/于川编著. —北京：现代出版社，
2013.2

ISBN 978-7-5143-1408-3

Ⅰ．①妙… Ⅱ．①于… Ⅲ．①医学–青年读物②医
学–少年读物 Ⅳ．①R-49

中国版本图书馆CIP数据核字(2013)第025437号

妙手回春的医学

编　著	于　川	
责任编辑	李　鹏	
出版发行	现代出版社	
地　址	北京市安定门外安华里504号	
邮政编码	100011	
电　话	(010) 64267325	
传　真	(010) 64245264	
电子邮箱	xiandai@cnpitc.com.cn	
网　址	www.modernpress.com.cn	
印　刷	汇昌印刷（天津）有限公司	
开　本	710×1000　1/16	
印　张	8	
版　次	2013年3月第1版　2021年3月第3次印刷	
书　号	ISBN 978-7-5143-1408-3	
定　价	29.8元	